U0274797

肿瘤防治科普丛书

# 认识肿瘤

主　编

**吴永忠**

副主编

**周　琦　王东林　王　颖　郑晓东**

**辇伟奇　王　维　张海燕**

人民卫生出版社

**图书在版编目（CIP）数据**

认识肿瘤 / 重庆市肿瘤医院，重庆大学附属肿瘤医院组织编写 . —北京：人民卫生出版社，2018

（肿瘤防治科普丛书）

ISBN 978-7-117-26429-7

Ⅰ.①认… Ⅱ.①重…②重… Ⅲ.①肿瘤 – 防治 Ⅳ.①R73

中国版本图书馆 CIP 数据核字（2018）第 070567 号

**人卫智网** www.ipmph.com 医学教育、学术、考试、健康，
购书智慧智能综合服务平台

**人卫官网** www.pmph.com 人卫官方资讯发布平台

肿瘤防治科普丛书：认识肿瘤

**组织编写**：重庆市肿瘤医院　重庆大学附属肿瘤医院

**出版发行**：人民卫生出版社（中继线 010-59780011）

**地　　址**：北京市朝阳区潘家园南里 19 号

**邮　　编**：100021

**E - mail**：pmph @ pmph.com

**购书热线**：010-59787592　010-59787584　010-65264830

**印　　刷**：三河市潮河印业有限公司

**经　　销**：新华书店

**开　　本**：889×1194　1/32　印张：6

**字　　数**：167 千字

**版　　次**：2018 年 5 月第 1 版　2019 年 3 月第 1 版第 2 次印刷

**标准书号**：ISBN 978-7-117-26429-7/R・26430

**定　　价**：30.00 元

打击盗版举报电话：010-59787491　E-mail：WQ @ pmph.com
（凡属印装质量问题请与本社市场营销中心联系退换）

## 丛书编委会

（排名不分先后）

名誉主编

于金明

主编

吴永忠　周　琦　王　颖　郑晓东

副主编

周　宏　汪　波　张　维　王东林　陈伟庆

秘书

袁维春　戴　羽　黄渐青　陈　霞　唐　利

编委

吴永忠　周　琦　周　宏　汪　波　张　维

王　颖　郑晓东　王东林　辇伟奇　王　维

张海燕　蔡　润　周晓红　江跃全　邓和军

刘　南　孙　浩　陈伟庆　曾晓华　项　颖

王　全　王胜强　王　冬

# 《认识肿瘤》分册编委会成员
（排名不分先后）

主编

**吴永忠**

副主编

| | | | |
|---|---|---|---|
| 周　琦 | 王东林 | 王　颖 | 郑晓东 |
| 辇伟奇 | 王　维 | 张海燕 | |

编委

| | | | | |
|---|---|---|---|---|
| 吴永忠 | 周　琦 | 王东林 | 王　颖 | 郑晓东 |
| 辇伟奇 | 王　维 | 张海燕 | 易　琳 | 李丽仙 |
| 何永鹏 | 付晓琴 | 林昌海 | 冉　静 | 葛　闯 |
| 唐万燕 | 张海伟 | 袁　睿 | 何　美 | 雷海科 |
| 冯长艳 | 杜　佳 | 邱　惠 | 张　艳 | 刘　秀 |
| 郭　晴 | 谭婧宇 | 徐文敏 | 罗含黄 | 郑子玲 |
| 马惠文 | 王璐璐 | 王恩文 | 王思雄 | 田　玲 |
| 王懿铭 | 王　婷 | 万　跃 | 谢　悦 | 靳　富 |
| 罗焕丽 | 邱　大 | 杨　含 | 李　超 | 杨丁懿 |
| 张蕴蕴 | 陈　静 | 隆艳艳 | 李晓宇 | 谢　林 |
| 罗　茜 | 尹　黎 | 唐　正 | 肖彩芝 | 陈　红 |
| 李枋霏 | 刘绍永 | 杨　扬 | 曾　琳 | 张黎丹 |
| 姜秋月 | 蒋　参 | | | |

IV

# 序言一

众所周知，恶性肿瘤已成为威胁人类生命和健康的首要敌人。不论城市还是农村，肿瘤都是中国居民的主要死亡原因。肿瘤防治是生命科学研究领域的难题。全球癌症报告显示：2012 年，中国新增 307 万癌症患者并造成约 220 万人死亡，分别占全球总量的 21.9% 和 26.8%；中国肿瘤发病率以每年大约 3% 的速度递增，中国新增和死亡病例世界第一。由于人们对肿瘤预防认知不足，缺乏癌症筛查和早诊早治的意识，就诊普遍偏晚，导致中国癌症死亡率高于全球平均水平。

习近平总书记在全国卫生与健康大会上指出，没有全民健康，就没有全面小康，要把人民健康放在优先发展的战略地位，加快推进健康中国建设。基于我国肿瘤防治严峻形势，可以说，健康中国，肿瘤先行，科普优先。肿瘤防治科学知识的普及，对于提高全民防癌意识，正确认识肿瘤筛查，科学理解肿瘤诊治，降低肿瘤发病率，提高治愈率，节约社会卫生资源，提升我国健康水平，具有极其重要的意义。

近年来，国内肿瘤防治工作者已编写了多本肿瘤防治科普书籍，从不同角度与层面介绍肿瘤防治相关科普知识，但瘤种全覆盖的成套肿瘤防治科普丛书尚缺乏。吴永忠教授团队长期从事肿瘤防治工作，具有丰富的经验，创新性地在重庆构建了"一网一链"肿瘤防治体系。本丛书的编写顺应国家重视科普，大力向全社会推广医学科普知识的要求，以系统介绍肿瘤防治"一链"科普知识，即围绕肿瘤的认识预防、早期筛查、规范诊疗、康复管理为一体的完整诊疗服务链为鲜明特色，科学实用地介绍有关防癌抗癌的科普知识。

该丛书以一问一答的形式，通过通俗易懂的语言，生动形象的插图，站在患者角度介绍临床实际中的常见问题，力求将肿瘤医学专业知识变为普通民众易懂易记的常识。相信该丛书将对提高患者及家属对肿瘤总体认识、增强全民防癌抗癌知识起到重要的推进作用。期盼该丛书能够早日出版发行！

中国工程院院士
于金明
2018 年 2 月

# 序言二

作为全国癌症防治协作网络成员单位、区域性肿瘤防治中心的重庆市肿瘤医院长期肩负恶性肿瘤防治任务，已经形成融科普宣教、早期筛查、规范诊疗、康复管理为一体的肿瘤完整诊疗服务链。

近年来，我国恶性肿瘤死亡率呈明显上升趋势，已成为城乡居民的第一位死因，严重影响人民群众健康及生命安全。对于恶性肿瘤来说，预防胜于治疗。因此，加强肿瘤预防的科普教育刻不容缓，也是重庆市肿瘤医院为提高大众的肿瘤预防科普知识、提高综合医疗服务质量以及提高国民生活素质应尽的责任！

为此，重庆市肿瘤医院组织全院专家编写本套《肿瘤防治科普丛书》，普及防癌知识和科学理念，引导公众关注癌症和癌症患者；正确认识癌症的成因、预防和治疗，消除癌症认识误区；推广科学规范的诊疗模式，切实提高癌症防治水平；帮助癌症患者及其家属树立正确认识癌症的观念和战胜癌症的信心，提高患者生命质量！

重庆市肿瘤医院 重庆大学附属肿瘤医院 院长
中国抗癌协会肿瘤放射治疗专业委员会副主任委员
重庆市医学会肿瘤专委会主任委员
吴永忠
2018 年 3 月

# 前言

目前恶性肿瘤已成为威胁我国人民身体健康的第一大"杀手"，无数家庭因有人患癌症而导致人财两空，令大众谈"癌"色变。世界卫生组织早就提出三个 1/3 的观念，即 1/3 的癌症是可以预防的，1/3 的癌症如早期发现是可以治愈的，1/3 的癌症可以减轻痛苦、延长寿命。在我国，每分钟就有 7 人被确诊为恶性肿瘤，其危害不言而喻！最大可能地避免和减轻肿瘤的危害是医务工作者和患者及其家属的共同心愿。

本书共有九部分，分别从肿瘤是什么，肿瘤如何预防，如何早期诊断以及肿瘤外科治疗、放疗、化疗、康复等方面向大众及患者普及相关知识。本书全文力求运用通俗易懂的语言，科学实用、图文并茂地介绍有关防癌、抗癌的基本知识，帮助广大读者了解癌症防治的正确方法、治疗后康复的正确措施，避免对癌症产生消极、盲目甚至是错误的看法和行为。

本书作者均为肿瘤临床医学专家，长期奋战在临床医疗最前线，对患者所想所需务求贴心、真实，希望该书的出版可以提高公众对肿瘤防治的认识。

吴永忠

2018 年 3 月

# 重庆市肿瘤医院
# 重庆大学附属肿瘤医院

重庆市肿瘤医院、重庆大学附属肿瘤医院、重庆市肿瘤研究所、重庆市癌症中心是集医疗、教学、科研、预防、康复为一体的国家三级甲等肿瘤专科医院，牵头重庆市肿瘤防治、科普宣传、技术研究和区域肿瘤专科人才培训；是国家肿瘤药物临床试验机构、重庆市肿瘤临床医学研究中心、重庆市肿瘤医疗质量控制中心、重庆市肿瘤放射治疗质量控制中心；是重庆市肿瘤防治办公室挂靠单位；是重庆市肿瘤防治科普基地和重庆市健康促进医院。

医院编制床位 1480 张，开放床位 1800 张，设有临床和医技科室 31 个，其中国家级重点专科 1 个、省级重点学科 4 个、省级临床重点专科 7 个、省级临床诊疗中心 3 个。医院年诊治病人 50 万余人次，住院病员 5.5 万余人次，外埠比例达 22%，病员来源实现了全国所有省市区全覆盖。医院专业技术人员占 90% 以上，其中高级专业技术人员 196 人，其中博士 106 人，硕士 328 人，博士硕士研究生导师 35 人，重庆市学术学科带头人 3 人，后备学术学科带头人 4 人，国务院政府津贴专家 9 人，重庆市有突出贡献的中青年专家 4 人。

医院拥有国家临床药物试验机构、国家博士后科研工作站、市级重点实验室、市级临床医学研究中心、市级专家工作室、市级协同创新中心、市级院士专家工作站、市级众创空间、重庆市肿瘤精准医学转化创新创业团队等国家级省部级研究平台 10 个；拥有国家级住院医师规范化培训基地、国家博士后科研工作站、重庆大学研究生联合培养点、广西医科大学研究生培养基地、重庆医科大学硕士联合培养点、重庆市护士规范化培训基地、重庆市肿瘤专科护士培训基地等教学平台 7 个。

按照重庆市战略定位及卫生区域规划，医院秉承"敬业、诚信、求实、创新"的院训与"向善向上、尚德尚学"的核心文化，积极构建以重庆市肿瘤医院牵头的"1515"区域肿瘤防治网，网内同质化建立肿瘤登记、科普宣教、早期筛查、规范诊疗、康复管理为一体的肿瘤完整诊疗服务链，形成"一网一链"区域肿瘤防治体系，引导人民群众正确认识肿瘤的防诊治，不断创新理念与革新技术，提高医疗服务品质，努力建成国家肿瘤区域医疗中心，为人民群众提供全方位全周期健康服务。

# 目 录

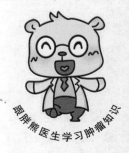

跟胖熊医生学习肿瘤知识

 **1 认识篇**

# 2 预防篇

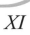

## 3 早期诊断篇

肿瘤防治科普丛书——认识肿瘤

## 4 外科治疗篇

## 5 化疗篇

## 6 放疗篇

# 7 分子靶向治疗篇

# 8 免疫治疗篇

# 9 康复管理篇

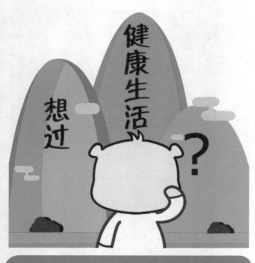

# 1

# 认识篇

## "瘤"字的起源

早在殷墟甲骨文上就有"瘤"字的出现。瘤的定义，据公元610年《诸病源候论》记载，认为其是体内"气血的留结"，或是人体所产生的某些不正常物质的滞留，重点是"留"字，加上病字偏旁就成为肿瘤的"瘤"字。

英文肿瘤 tumor 一词来自拉丁文的 tumere（肿胀），其源于西方古代的医者们观察到某些患者的患病部位有肿胀现象。

## 癌症一词的起源

中文"癌"字一词源于中国古人观察到某些患者病灶质地坚硬固定，表面凹凸不平，宛如岩石一样，所以称为"岩"。古时候"嵒（音 yan）"同"岩"通用，加上病字偏旁就成"癌"字。

英文癌症 cancer 一词源于公元前400多年的希腊传奇医生，号称西医之父的希波克拉底。有一次他观察发现一名患者的病灶中伸出多条大血管，看着就像螃蟹的腿一样，于是他就用希腊词的螃蟹 caricinos 来称呼这种疾病，到英文里面就是 cancer，大螃蟹的意思。所以我们现在看到中国抗癌协会的会徽和很多肿瘤医院的院徽里面有只螃蟹。

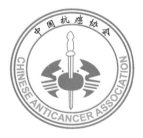

# 肿瘤是什么

癌是什么？癌真的很可怕吗？癌一定代表生命的终结吗？如何科学的看待癌性疾病呢？

## ◎ 何为肿瘤？

大家都在说肿瘤，不少人"谈癌色变"。那么，让我们首先来弄明白肿瘤是什么？癌又是什么？

肿瘤是一个内容很广泛的医学术语，包括了很多疾病，是一大类疾病的总称，这些疾病的共同特点是细胞的异常增生。

从现代医学来说，人体的细胞处在一个不断地生长与凋亡的过程之中。当我们手上划破了一道伤口，伤口周围的细胞会不断增生，愈合伤口，这些细胞该增殖多少，身体是有控制的。

肿瘤是身体在各种内在和外在因素作用下，对某些细胞的生长失去了正常调控，导致其异常生长，越长越多，最后常常形成局部肿块，故称为肿瘤。

简而言之，肿瘤就是一群"长疯了"的细胞。有人说，人体身上除了头发和指甲等特殊部位不长肿瘤，其他身体任何部位都能长肿瘤。

肿瘤是机体失去控制的细胞生长。

## ◎ 良性肿瘤？恶性肿瘤？

肿瘤有良恶性之分，即肿瘤＝良性肿瘤＋恶性肿瘤＋交界性肿瘤。

良性肿瘤是一种良性疾病，最大的特点是生长速度通常比较缓慢，一般在其生长地的局部向外面膨胀性地生长，通常不会侵蚀和破坏邻近的组织器官，也不会向远处发生扩散转移。简而言之是那群疯长了的细胞只在某个地方生长，通过治疗把这群细胞杀死后，它不会再长出来，因此对人的生命威胁较小。

恶性肿瘤与良性肿瘤的区别就是会复发与转移，其特点是生长速度通常比较快，具有侵袭性并且可以向远处扩散和转移。简而言之就是那群疯长了的细胞四处生长，即使通过治疗杀死了细胞，也还是会再次生长出来，所谓"野火烧不尽，春风吹又生"。因此，恶性肿瘤对人的生命威胁很大。

当然，良性和恶性的区别，并不是绝对的。有时，良性肿瘤也可以转变成恶性。生长在重要部位的良性肿瘤，也会对身体有很大影响；有的恶性肿瘤，细胞分化比较好，它的表现也接近良性。有些良性肿瘤也可以复发，比如脂肪瘤。极个别恶性肿瘤很少转移。

有些不是恶性肿瘤的疾病也会转移比如子宫内膜异位症。此外，还有一些介于良、恶性之间的肿瘤，叫做交界性肿瘤。

### 良性肿瘤

★ 生长缓慢
★ 通常不会侵蚀和破坏邻近组织器官
★ 通常不会远处转移
★ 治疗效果好
★ 大部分不威胁生命

### 恶性肿瘤

★ 生长迅速
★ 通常会侵蚀和破坏邻近组织器官
★ 通常会远处转移
★ 治疗后容易复发
★ 可威胁生命

## ◎ 肿瘤等于癌症吗？

通常情况下，癌症与肿瘤两个词可以通用。但其实这两个词还是有一些区别。因为来源于上皮组织的恶性肿瘤称之为癌，如肺癌、乳腺癌、结直肠癌等，而白血病和来源于骨、肌肉等间叶组织的肉瘤虽然在恶性肿瘤之列，却不叫癌症，所以恶性肿瘤＝癌症＋肉瘤＋血癌。简而言之，肿瘤不一定是癌症，但癌症一定是肿瘤。

## ◎ 肿瘤的命名和种类

人体任何部位、任何器官、任何组织几乎都可发生肿瘤，因此肿瘤的种类繁多，命名十分复杂。一般根据其组织来源（分化方向）和生物学行为来命名。

良性肿瘤一般在其来源组织名称之后加"瘤"字。例如来自脂肪组织的良性肿瘤称为脂肪瘤；来源于腺体和导管上皮的良性肿瘤称为腺瘤；含有腺体和纤维两种成分的良性肿瘤则称纤维腺瘤。

来源于上皮组织的恶性肿瘤统称为癌，其命名时一般在其来源组织器官名称之后加"癌"字，例如生长于肺上的恶性肿瘤我们称之为肺癌，生长于肝上的恶性肿瘤称为肝癌。如果还要对其再细分，则来源于鳞状上皮的称之为鳞癌，来源于腺体和导管上皮的称之为腺癌，由腺癌和鳞癌两种成分一起构成的癌称为腺鳞癌。

由间叶组织（包括纤维结缔组织、脂肪、肌肉、脉管、骨、软骨组织等）发生的恶性肿瘤统称为肉瘤，其命名方式是在组织来源名称之后加"肉瘤"，

> "
> 很多恶性肿瘤的名称里并没有癌哦！
> "

如纤维肉瘤、横纹肌肉瘤、骨肉瘤等。

血癌即我们日常听说的白血病，其发生原因是造血干细胞恶性增殖。它的命名方式是按照起病的缓急和病变细胞的类别之后加"白血病"。如急性淋巴细胞白血病、急性髓细胞白血病、慢性淋巴细胞白血病、慢性粒细胞白血病等。

## ◎ 癌症是怎样炼成的？

谈"癌"色变，"癌"给人一种阴森恐惧的感觉，癌症诊断书在人们眼中更像是一张死亡通知书。甚至有些人天真地认为患不患癌仅仅是运气而已，一切都是上天的安排，但事实并非如此。那癌症是怎样炼成的呢？其实癌症的形成是外界因素与人体内在因素长期相互作用的结果，比如说内在因素有人体的免疫力、家族遗传史等，外在因素有食物、水、空气等。

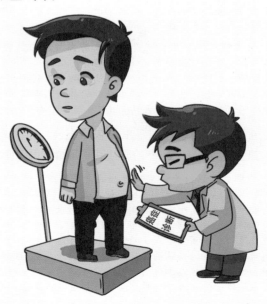

# 肿瘤发生的外因

肿瘤疾病的发生，离不开外部促癌因素，包括各种物理性，化学性和生物性危险因素。这些危险因素广泛存在于我们的日常生活和生产环境中。

## ◎ 常见的致癌物

凡是能诱发癌症的物质均被称为致癌物质，常见的致癌物质大致归为化学、物理、生物三大类。

常见的化学致癌物主要包括：黄曲霉素、亚硝胺类化合物及烟草中的一氧化碳、尼古丁、烟焦油、烟草亚硝胺等。

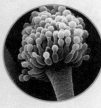

**电子显微镜下的烟曲霉**

最典型的例子莫过于黄曲霉素诱发肝癌发生，黄曲霉素广泛存在于高温潮湿的霉变食物中，尤以霉变的花生、玉米、谷类等最常见，它的化学性质稳定，不易被加热分解，甚至煮熟后食入仍然可以致癌。

亚硝胺类化合物广泛存在于熏烤肉类、油煎食品、咸鱼、酸菜中，可诱发食管癌、胃癌等。同时，烟草燃烧烟雾中的一氧化碳、尼古丁、烟焦油、烟草亚硝胺等多种化学物质也是致癌物质，是诱发肺癌的危险因素。此外苯类化合物、某些重金属、农药等均有一定的致癌作用。

常见的物理致癌因素主要包括电离辐射、紫外线、热辐射等，大约5%的恶性肿瘤是由放射线所致。

其中电离辐射为最常见致癌因素。1945年，美国相继在日本广岛和长崎投掷了原子弹，其幸存者饱受其核辐射的影响，癌症发生率非常高，甚至其后代患肿瘤的概率都比其他地方高很多。此外医用仪器：CT、PET-CT、X线检查等均为电离辐射源，应该尽最大可能避免使用。紫外线对人和动物的皮肤的致癌作用，取决于其照射时间的长短和频率。居住在赤道附近的人皮肤癌的发病率明显高于距赤道较远的人群，说明皮肤癌与紫外线的强度有关。

常见的生物致癌因素包括真菌、病毒、寄生虫、细菌等。目前已明确有传染能力的乙肝病毒、人乳头瘤病毒、EB 病毒这三类病毒和幽门螺杆菌与癌症发生发展相关。

● **肝炎病毒与肝癌**

人们所说的"大三阳、小三阳"描述的是乙型肝炎病毒感染者。乙型肝炎病毒与原发性肝癌息息相关，原发性肝癌患者中有近 80% 都是乙型肝炎病毒携带者。肝癌高发区也是乙型肝炎病毒感染高发区。很不幸的是中国是世界上乙肝病毒携带者最多的国家，也是肝癌发病和死亡最多的国家。另一个与肝癌有关的肝炎病毒是丙型肝炎病毒。据研究，全球 25%~30% 的原发性肝细胞癌（原发性肝癌的一种）与丙型肝炎病毒感染有关，在日本 70% 的肝癌归因于丙型肝炎病毒感染。

● **人乳头瘤病毒**（human papillomavirus，HPV）

HPV 感染是宫颈上皮内瘤变及宫颈癌发生的元凶。这类病毒有 100 多种亚型，其中大约 20 种高危型可以引起癌症，而 HPV16 型与 18 型是宫颈癌的高度危险因素，50%~70% 的宫颈癌患者存在 HPV16 型感染，7%~20% 存在 HPV18 型感染。HPV 主要通过性行为传播，80% 的女性一生某个时候会感染这种病毒，但大多能够通过自身免疫系统清除。如果长期感染一种型别的 HPV 就容易诱发宫颈癌。此外，HPV 也与口腔癌、鼻咽癌、喉癌、肺癌、皮肤癌等肿瘤发病相关。

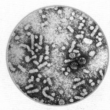

电子显微镜下的
乙型肝炎病毒

● **EB 病毒**

EB 病毒与多种肿瘤发生相关，最常见的是鼻咽癌和伯基特（Burkitt）淋巴瘤。

- 幽门螺杆菌（Helicobacter pylori，Hp）

Hp 感染可导致慢性胃炎、胃溃疡，乃至胃癌。中国是 Hp 感染的重灾区，长期感染 Hp 患者患胃癌风险会大大增高，绝大多数感染者并没有症状，所以很多人都不知道自己已经感染了这个细菌。

## 环境污染可以致癌

- 大气污染

随着现代化工业的发展，空气污染越来越严重，大量研究显示，大气污染程度与肺癌的发生相关。汽车、飞机、轮船等交通工具使用的石油制品会产生大量的致癌污染物，特别是产生的多环芳烃类化合物，易导致肺癌、皮肤癌的发生。此外，建筑材料与装修材料中所含的甲醛和氡，均是较强的致癌物质。

- 水土污染

来自生活污染、工业污染等的有害物质进入土壤和水，直接或者间接地影响人类健康。

## 不良生活习惯可以致癌

对肿瘤流行病学研究显示，不同国家流行不同类型的癌症，这种地域性差异表明肿瘤与生活习惯有关。

俗话说"病从口入"，古人在上千年前就总结出了饮食习惯与疾病的关系。研究表明饮食习惯与癌症发病密切相关，约有 30% 的癌症可归因于不良饮食习惯。比如长期进食富含饱和脂肪酸食物而缺少新鲜蔬菜水果的摄入，可诱发肠癌、食管癌、乳腺

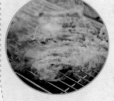
烧烤食物是常见的致癌食物

癌、前列腺癌、胰腺癌，增加患子宫内膜癌、膀胱癌、甲状腺癌和卵巢癌的危险性。习惯吃烟熏、腌制、烘烤食品的人群，食管癌和胃癌的风险增加。特别值得注意的是霉变的稻谷、玉米、花生等各种粮食中含有致癌能力非常强的黄曲霉毒素，能够促进肝癌的发生。

随着科学的发展，社会的进步，便利的交通工具代替了原本有利于身体健康的步行，而现代人的生活越来越趋向于长期静坐，严重缺乏体力劳动。人群中严重肥胖或者超重者比比皆是，研究发现这些都能增加患大肠癌的风险。这种危险因素还与不良饮食习惯协同作用导致癌症的发生。因此，不良的生活习惯可以致癌。

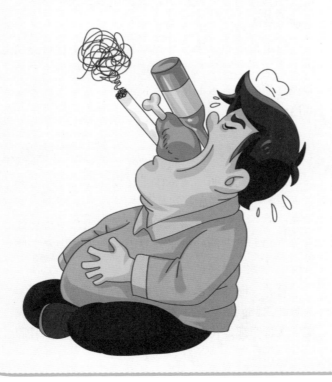

# 肿瘤发生的内因

为什么在同样的生活、工作环境中，有些人患癌症，而大多数人却正常呢？这是因为外界因素是通过机体内因起作用的。由此可见，在肿瘤形成过程中个体本身起着重要作用。这种内在因素包括遗传、免疫、内分泌以及性格情绪等。

## ◎ 癌细胞从何而来？

生老病死，是自然生物发展的基本规律。人的正常细胞分裂增殖到一定的程度会自然停止，且增殖的细胞数与自然死亡的细胞数相当，始终保持一个动态平衡。

当正常细胞在来自外界因素的作用下，自身结构发生变化，持续且无限制地增殖，这种失去自身调控功能的、无限制增殖生长的细胞就是人们常说的癌细胞。

## ◎ 遗传与癌症的关系：一个基因的故事

大量研究表明，遗传因素在癌症发生中起着非常重要的作用，癌症其实是多基因遗传易感性疾病。一些肿瘤存在家族聚集现象，提示肿瘤与遗传可能有关。90% 以上的肿瘤是外界因素和遗传因素共同作用的结果。

轰动一时的例子是，好莱坞某知名女星进行了预防性双侧乳腺切除手术，原因是通过基因检测发现她从母亲那遗传了癌症易感基因 BRCA1，患乳腺癌的几率高达 87%，因此选择了预防性切除术。她的举动引起了社会对癌症与遗传易感性关系的密切关注。

## ◎ 自身免疫系统与癌症的关系

从理论上讲，人体内正常细胞每天都有可能失去自身调控能力而变成癌细胞，但一般不会发生癌变。这又是为什么呢？这是因为机体有强大的免疫系统，当癌细胞处于早期的时候，机体会把它当成"非己"外来物，开始对它进行排斥，并通过免疫活化细胞（如 T 细胞、NK 细胞、巨噬细胞等）和体液免疫特异性识别这些癌细胞，并将其杀死，从而抑制癌细胞的形成和生长。可是当人体免疫力低下的时候，人体抵抗不足以清除这些癌变细胞，就容易形成肿瘤。艾滋病患者容易患肿瘤就是一个典型的例子。艾滋病患者由于免疫系统遭受破坏，使其患肿瘤的概率大大高出正常人。

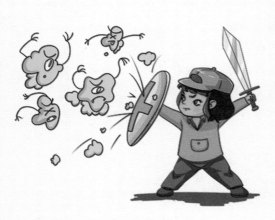

### 心理健康与癌的关系

在肿瘤流行病学研究中发现，有 7%～10% 的肿瘤没有明显诱因。有观点认为，这与人的性格、现实生活中工作压力、精神过度紧张等因素有关。由于长期处于压抑、高度紧张的状态可能会导致机体免疫系统异常、激素水平改变等，这些都可能诱发肿瘤。总之，心情愉悦、缓解压力能帮助你减少发生癌症的几率！

# 如何发现和诊断肿瘤？

某些肿瘤在早期会表现出一些非特异性迹象和特殊症状，往往被人们所忽略或误诊，下面介绍一些常见肿瘤的早期信号，如果发现应尽快找专科医生做进一步检查。

## ◎ 肿瘤的身体信号

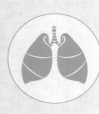

**肺癌**☞咳嗽是肺癌的早期症状，其特点是以阵发性刺激性呛咳为主，有咳不净的感觉，一般无痰或只有少量白色泡沫痰，继发感染可出现脓痰。如经抗炎治疗2周后无改善，应警惕肺癌的可能。或在原有慢性咳嗽基础上出现咳嗽性质改变，甚至伴有"气管鸣""气短"应予注意。

肺癌的另一警示信号是间断性反复少量血痰，或痰中带血丝。此外，还出现胸背痛、胸闷、发热等症状。

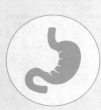

**食管癌**☞吞咽食物有迟缓、滞留或轻微梗噎感，可自行消退，但数日后又可出现，反复发作，并逐渐加重。或在吞口水或吃东西时，总感觉胸骨有定位疼痛。平时感觉食管内有异物且与进食无关，持续存在，喝水及咽食物均不能使之消失。

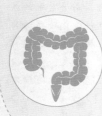

**大肠癌**☞凡30岁以上的人出现腹部不适、隐痛、腹胀、大便习惯发生改变，出现便秘、腹泻或者交替出现，有下坠感，且大便带血，继而出现贫血，疲乏无力，腹部摸到肿块，应考虑大肠癌的可能。其中沿结肠部位呈局限性、间歇性隐痛是结肠癌的第一个报警信号。下坠感明显伴大便带血，则是直肠癌的信号（大肠癌包括结肠癌和直肠癌）。

肝癌☞早期肝癌无特异性症状，如有也多是癌前疾病的一些复杂表现。但是如果慢性肝炎或肝硬化的患者，右上腹或肝区出现刺痛或疼痛加剧，身体不适，食欲减退，进行性消化不良，伴有顽固性腹泻及体重明显下降时，应高度警惕。

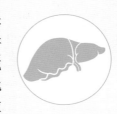

乳腺癌☞乳房发生异常变化，如摸到肿块或包块、胀感、出现微凹（"酒窝征"）、皮肤变粗发红，乳头变形、回缩或有鳞屑等，疼痛或压痛，非哺乳期妇女突然出现单侧乳头流水（乳样、血样、水样液体）。

宫颈癌☞宫颈癌的早期症状主要有：①性交、排便、活动后阴道点滴状出血、血液混在阴道分泌物中。开始出现量少，常自行停止。②不规则阴道出血，尤其是停经多年又突然阴道出血。③白带增多，呈血性或洗肉水样；④下腹部及腰部疼痛。

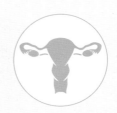

出现上述其中一项以上者都要及时进一步检查。重点是不规则阴道出血，接触性出血和白带过多。

肿瘤的诊断方法主要包含实验室检查、内镜检查、影像学检查和病理诊断。

## ◎ 肿瘤的实验室诊断方法

### ● 什么是肿瘤标志物？

肿瘤标志物是指在肿瘤发生和增殖的过程中，由肿瘤细胞合成、释放或者是机体对肿瘤细胞反应而产生的一类物质，这些物质在血液、体液及组织中可检测到，达到一定的水平时能提示某些肿瘤的存在。

### ● 为什么要查肿瘤标志物？

（1）肿瘤的早期诊断。早期诊断是治愈肿瘤的关键。遗憾的是，目前即使是最先进的检查技术和手段也只能发现直径0.5cm以上的肿块。当无症状的肿块渐渐长到为自身所觉察的大小时，部分肿瘤已经处于中晚期，有的肿瘤已经发生了转移，很多患者已经丧失了最佳的治疗时期。

有些肿瘤标志物的升高往往早于临床症状的出现，一般肿瘤细胞在癌前病变时，会产生表达肿瘤异常的蛋白质，因此，如果能够在这段时间内运用检测技术，早期检测到患者血液中肿瘤所表达的异常蛋白质，就可以早期发现、早期诊断，并获得早期治疗的良好效果。

（2）高危人群恶性肿瘤的筛查。有一些肿瘤标志物对于高危人群的普查很有意义，特别是那些有肿瘤家族史、肝硬化、大量吸烟和饮酒等不良生活习惯者，肿瘤发生率较高，最好定期进行肿瘤标志物的检测。

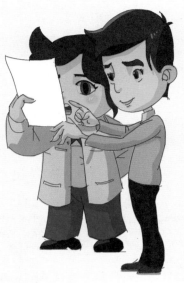

（3）有助于某些肿瘤的诊断。甲胎蛋白（AFP）对肝癌具有特异性诊断价值，前列腺特异抗原（PSA）对前列腺癌的诊断具有很高的价值，绒毛膜促性腺激素（HCG）诊断恶性滋养叶肿瘤有决定性意义。

（4）肿瘤治疗后的动态观察、随访。恶性肿瘤治疗后，肿瘤标志物浓度的变化一般会与疗效之间有一定相关性。比如，结、直肠癌术前高水平血清癌胚抗原（CEA），术后会恢复正常水平，复查时如果发现血清 CEA 又升高，尽管无任何临床症状，仍提示癌症可能有复发或转移，其敏感性高于 X 光片和直肠镜，具有预测或监视肿瘤复发或转移的作用。

### 警惕"滴血验癌"

近年来，一些体检机构推出了"滴血验癌"新技术。这些机构声称只要你的一滴血，就能告诉你是否患有癌症，即"滴血验癌"。其实，"滴血验癌"的真正面目是每次抽取人体 0.05ml 的血液，通过蛋白芯片等技术，检测临床常用的肿瘤标志物，从而进行分析判断有无肿瘤。

实际上，这些体检机构夸大了肿瘤标志物的作用，因为肿瘤标志物升高只是一种诊断肿瘤的线索，并不一定代表你身体里有癌症，有时其他疾病也会导致肿瘤标志物升高。

## 常见肿瘤标志物临床意义

| 肿瘤标志物 | 恶性肿瘤 | |
|---|---|---|
| 癌胚抗原（CEA）<br>广谱肿瘤标志物 | 血清 CEA 升高主要见于结肠癌、直肠癌、胰腺癌、胃癌、肝癌、肺癌、乳腺癌等。 | |
| 甲胎蛋白（AFP）<br>原发性肝癌早期诊断指标 | 在原发性肝癌中特异性很高，阳性率达70%。如果患者有乙肝病史、肝脏有包块、AFP>400ng/ml 且持续 1 个月，即可诊断为肝癌。 | |
| 癌抗原（CA125）<br>卵巢癌敏感的诊断指标 | ①卵巢癌患者血清 CA125 水平明显升高，手术和化疗有效者很快下降，复发时，可先于临床症状之前升高。②其他非卵巢恶性肿瘤也有一定的阳性率，如乳腺癌 40%、胰腺癌 50%、胃癌 47%、肺癌 44%、结肠直肠癌 32%、其他妇科肿瘤 43%。 | |
| 人附睾分泌蛋白 4（HE4）<br>卵巢癌 | HE4 是诊断卵巢癌的一个非常好的肿瘤标志物，敏感性最高 72.9%（高于 CA125），特异性为 95%。CA125+HE4 是诊断卵巢癌的最佳组合。通过联合 HE4、CA125 检测以及患者月经情况，评估术前有盆腔包块的女性罹患卵巢癌的风险。 | |
| 糖链抗原 19-9（CA19-9）<br>消化系统癌症敏感标志物 | ①胰腺癌、胆囊癌、胆管壶腹癌时，血清 CA19-9 水平明显升高，尤其是胰腺癌晚期患者；②胃癌、结肠癌、肝癌。 | |
| 糖类抗原 15-3（CA15-3）<br>乳腺癌 | 乳腺癌患者常有 CA15-3 升高，但在乳腺癌的初期敏感性较低，其他恶性肿瘤，如肺癌、结肠癌、胰腺癌、卵巢癌、子宫颈癌、原发性肝癌等，也有不同程度的阳性率。 | |
| 人绒毛膜促性腺激素（HCG）<br>生殖肿瘤细胞标志物 | 葡萄胎、绒癌、生殖系统的恶性肿瘤 | |
| 前列腺特异抗原（PSA） | PSA 是前列腺最特异的指标，阳性率可高达 50% ~ 80%。 | |
| 鳞状细胞癌抗原（SCC） | 子宫颈癌、肺癌、头颈部癌，血清中 SCC 升高，其浓度随病期的加重而增高。 | |
| 神经特异性烯醇化酶（NSE）<br>小细胞肺癌 | 嗜铬细胞瘤、甲状腺髓样癌、黑色素瘤、胰岛细胞瘤等。 | |

| 良性疾病 | 其他因素 |
| --- | --- |
| 良性肿瘤、炎症和退行性疾病，如结肠息肉、溃疡性结肠炎、胰腺炎和酒精性肝硬变患者。 | 吸烟者人群（吸烟者中约有 39% 的人 CEA>5μg/L。） |
| 大部分病毒性肝炎、肝硬化患者也会出现 AFP 升高，但不会超过 400ng/ml。 | 妇女妊娠 3 个月后，血清 AFP 开始升高，7~8 个月时达到高峰，一般在 4μg/L 以下，分娩后 3 周恢复正常。若孕妇血清中 AFP 异常升高，应考虑有胎儿神经管缺损畸形。 |
| 子宫内膜异位症、盆腔炎、卵巢囊肿、胰腺炎、肝炎、肝硬化等虽有不同程度升高，但阳性率较低。 | 早期妊娠的头 3 个月内，也有 CA125 升高的可能。 |
| | |
| 急性胰腺炎、胆囊炎、胆汁淤积性胆管炎、肝硬化、肝炎等疾病 CA19-9 也有不同程度升高。 | |
| 肝脏、胃肠道、肺、乳腺、卵巢等非恶性肿瘤性疾病。 | |
| | 妊娠 |
| 前列腺增生、前列腺炎、肾脏和泌尿生殖系统疾病也可见 PSA 升高。 | |
| 肝炎、肝硬化、肺炎、肾功能衰竭、结核等疾病，SCC 也有一定程度的升高。 | |
| | 标本溶血 |

由前面介绍的内容和表格可知：肿瘤标志物升高，不一定就是癌症；某一些肿瘤并不分泌相关蛋白，所以肿瘤标志物正常也不能排除肿瘤。合理应用、适时监测，才是临床上应用肿瘤标志物的正确方式。所以，"滴血验癌"并非是确诊癌症的根本标准。一滴血验癌，从目前来看，还只能是一种美好的愿景。

## 正确看待肿瘤标志物

■ **哪些人需要做肿瘤标志物筛查呢？**

①身体出现了"癌症信号"者。

②有肿瘤家族史者。

③各种慢性炎症和慢性病患者。

④严重污染厂、矿企业的从业者。

⑤长期接触致癌物质或癌症高发区人群。

■ **肿瘤标志物有异常，我该怎么办？**

①轻度异常者：可能是非肿瘤性病变，监测复查。

②明显异常者：一般高于正常值上限的几倍以上，应结合病史以及影像学检查。

③动态观察：治疗后肿瘤患者，应提高警惕，并进行相应的随访和治疗。

④紧密结合临床表现，肿瘤标志物联合检测，提高肿瘤的检测率。

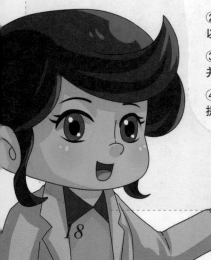

● 流式细胞技术检查

通过流式细胞技术，可以对细胞或其他生物粒子进行定量分析和分选。它可以高速分析、分选上万个细胞，是目前先进的细胞定量分析技术，普遍应用于免疫、肿瘤、细胞生物、遗传发育、微生物等基础研究和临床检验领域。

流式细胞技术在肿瘤研究的应用广泛，可用于凋亡分析、周期分析、耐药分析等，结果可靠、稳定，可深入至肿瘤临床的诊断、治疗、判断预后的各个领域，还可应用于抗肿瘤药作用机制研究及抗肿瘤新药的开发中，为人类攻克肿瘤做出贡献。

## 基因检测

核酸是生物体的遗传物质，包括脱氧核糖核酸（DNA）和核糖核酸（RNA），在人体中DNA主要起储存、复制遗传信息等作用，RNA主要起传递信息、调控等作用。狭义的基因是指DNA上有功能的单元，而目前通常所说的基因检测可涉及核酸检测的各个方面。

基因检测并非"包治百病"，其有相应的适用范围，在肿瘤领域主要应用于遗传性肿瘤的辅助诊断，指导个体化诊疗的利器和肿瘤分子的分型。

基因检测可以帮助我们筛查出携带者，从而采取有针对性的防治措施，以降低肿瘤发生风险，推迟患病年龄，并能够早期发现、早期治疗肿瘤。由于个体遗传背景的差异，不同患者对于现有治疗手段（如放疗、化疗，靶向药等）的应答也不尽相同。通过相应的基因检测，可以帮助其选择制订个体化的治疗方案，获得更佳的治疗效果。将来，在传统的病理分型之外，我们还可以通过对肿瘤组织的遗传物质及其表达产物等进行检测,据此将肿瘤进行分型，更贴合个体化诊疗的要求。

基因检测及其结果解读是专业性非常强的工作，需要专业人员谨慎进行，切不可轻信"小广告"或网络上的片面之词,,应到专业机构咨询相关信息或服务。

## ◉ 肿瘤的影像学诊断方法

身体内某个部位的影像学检查可帮助医生判断是否有肿瘤存在。是诊断肿瘤常用的方法之一，大体上可分为五个类型：①以 X 线穿透人体为基础的影像。包括：普通 X 线摄影，CR（计算机 X 线摄影成像），X 线 CT（计算机 X 线体层摄影）。②磁共振成像。③核医学显像，包括 PET（正电子发射断层））显像。④放射影像与核医学影像融合的解剖功能影像。⑤ B 型超声波显像。这些影像学诊断技术各自有本身的特点，医生会帮助你视病情而选用合适的影像学检查的方法。

胸片发现左上肺肺癌（黑色方框内）

## ◉ 内镜检查

与其他影像学检查方法相比，内镜诊断具有获取标本、进一步做病理检查的优势。消化系统的内镜种类：

（1）能完成咽喉部、食管、胃和十二指肠检查和治疗的电子胃镜。

（2）能完成整个大肠和 20cm 末段回肠检查和治疗的电子肠镜。

（3）专门检查和治疗十二指肠乳头以及胆管、胰管疾病的胆道镜以及十二指肠镜下逆行胰、胆管造影（ERCP）。

（4）针对小肠疾病诊断的胶囊内镜和小肠镜。

（5）可测定病变深度的小探头超声内镜以及集检查和治疗胃肠道本身和附近脏器如胰腺的疾病为一体的内镜下超声。

（6）能完成对腹腔内脏器直接检查和手术治疗的腹腔镜。

（7）针对消化道肿瘤早期诊断的色素内镜、放大内镜、共聚焦内镜、窄带成像技术与放大内镜联用等。

## ◉ 病理学诊断

病理学诊断被医学界公认为确定肿瘤良恶性质的"金标准"，它是通过大小不同的手术或借助检查器械将人体内的病变组织或肿瘤组织部分或全部取出，通过一系列的化学处理，再经过专业的设备制作和复杂的化学染色技术，制成病理切片，然后在显微镜下观察组织的细胞结构、形态特征并进行分析、判断，结合临床体征及其他医学检查，最终发出针对该次送检组织病变情况的"病理诊断报告"。

病理检查不仅能确定肿瘤的良恶性质，还可根据肿瘤的浸润程度、与周围组织间的关系、淋巴结转移情况判断肿瘤的临床病理分期。临床医生依据病理诊断结果制订相应的手术方案，为肿瘤患者的后期治疗提供准确的依据。

综上所述，肿瘤诊断可根据患者不同病期、不同组织类型、不同肿瘤的生物学行为和全身状况，进行多学科会诊讨论，将手术、放疗、化疗、免疫、中医中药等多学科治疗方法综合运用到治疗中，这样才能达到最佳治疗效果。

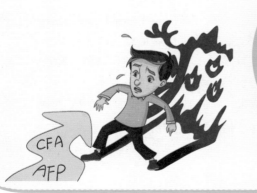

**诊断肿瘤**

① 怀疑症状？
② 实验室检查发现端倪
③ 影像学检查进一步诊断
④ 内镜或活检
⑤ 病理学确诊

# 肿瘤治疗的理念和策略

## ◎ 传统的肿瘤治疗手段

传统的恶性肿瘤治疗手段包括手术治疗、放射治疗、化学治疗及中医药治疗等。

\* 手术为局部治疗方法，适用范围局限，风险较大，对患者要求比较高。

\* 放射治疗虽能够利用电离辐射杀灭肿瘤细胞的同时最大程度的保护周围正常组织，但其仍为一种局部治疗手段。

\* 化学治疗作为全身性治疗的一种方法，利用特异性较低的化学药物消灭癌细胞，但同时也会损伤人体正常的细胞，出现药物的毒副反应。

\* 中医治疗作为"扶正固本"的作用，在康复治疗和整体综合治疗起着重要的作用。

在临床实践中，单一的治疗方法效果有限。如何更好的将现有的治疗方法结合起来，实现肿瘤患者的综合治疗是肿瘤临床工作者的研究热点。

## ◎ 新的治疗理念和方法

通过各种实验室和基因技术，精确寻找疾病的原因和治疗靶点，对特定患者最终实现个体化精准治疗，提高疾病诊治与预防的效益，这就是精准医疗技术。精准医疗技术显著改善了肿瘤患者的诊疗体验和诊疗效果，对肿瘤治疗具有重要意义。

当前，肿瘤临床新的治疗理念和方法主要有：

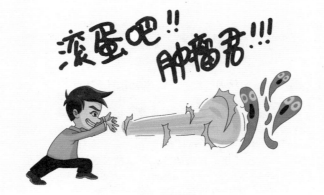

### 靶向治疗

靶向药物治疗是近年兴起的一种新型肿瘤治疗方式。它基于基因检测技术，在细胞分子水平上，针对肿瘤发生发展的关键因子设计特异性的药物，不会或很少波及肿瘤周围正常组织细胞，毒副作用较小。

靶向药物攻击肿瘤细胞的方式类似于军事上的导弹打靶，因此被称为"生物导弹"，它的出现开创了肿瘤治疗的新领域。

### 基因治疗

基因治疗就是把外源性的基因导入肿瘤患者体内，这些外源性的基因可以让人体产生针对肿瘤细胞的特异性免疫杀伤和吞噬，甚至通过基因技术让肿瘤细胞恢复成正常细胞。

近年来，肿瘤基因治疗突飞猛进，已经成为目前肿瘤治疗领域的前沿技术，具有非常广阔的应用前景，未来一定能治愈很多肿瘤。

### 免疫治疗

免疫治疗旨在激活人体自身免疫防御系统或给予机体外源物，依靠自身免疫机能抗击肿瘤组织和癌细胞，消除复发转移因素，增大治愈的可能性，延长生存时间，提高生活质量。

随着现代生物技术的发展，免疫治疗已逐渐成为肿瘤治疗领域的一个重要组成部分。

### 个体化的综合治疗

随着肿瘤多学科联合会诊制度的推行，个体化综合治疗理念已经深入人心。其核心内涵是：根据患者的身心状况、肿瘤部位、病理类型、分子类型、临床分期与发展态势，综合各种现有的治疗手段，科学合理地制订治疗方案，最大程度地改善患者的生存质量。

肿瘤多学科综合治疗包括外科手术治疗、放射治疗、化学药物治疗、免疫治疗、中医药治疗、介入治疗、基因治疗、靶向治疗、营养及支持治疗、心理学治疗等。

# 肿瘤是一种慢性疾病

肿瘤关键是"早诊早治"。强调的是，在肿瘤发展的不同阶段，治疗方案是不同的：手术、放疗是局部治疗手段，适合早中期患者的"清除性"治疗，而药物治疗是晚期肿瘤患者的重要治疗手段。一般认为，化疗可使 30%～40% 的晚期患者疾病缓解，60%～70% 的患者肿瘤生长得到控制，并缓解癌症引起的多种症状。尤其近年开展的分子靶向治疗，可以明显缩小肿瘤或使肿瘤细胞生长缓慢，使癌症逐渐像高血压、心脏病、糖尿病等慢性病一样，实现"带瘤生存"，获得更好的生活质量。

## ◎ 肿瘤是一种慢性病

自 2006 年起全球尤其是美国癌症死亡总人数首次出现下降趋势。世界卫生组织等国际机构纷纷除旧更新，把原来作为"不治之症"的"癌症"重新定义为"可以治疗、控制、甚至治愈的慢性病"。

我国肿瘤专家孙燕院士明确指出："其实对于普通人而言，未来会有越来越多的癌症也许就像糖尿病一样，仅仅是一类再普通不过的慢性病而已。只要加强预防，及早发现，及早治疗，再加上越瞄越准的新药，癌症并没有那么可怕。"

这一令人鼓舞的消息让我们明白癌症是可控可愈的，"癌症≠死亡"，那"慢性病"代表什么呢？意味着发生缓慢，痊愈也慢，甚至带瘤生存，而且你可以生活的很好。因此，我们认为这是对于癌症的根本观念的变革。

## ◎ 肿瘤疾病的常见十大误区

目前，由于很多肿瘤还不能彻底治愈。民众对于肿瘤总是谈虎色变、心生恐惧，容易产生很多有关肿瘤诊断、治疗的误区。错误的认识不仅会延误治疗的最佳时间，加重病情，给患者和家属造成极大的身心伤害，同时带来巨大的家庭经济负担。以下十种有关肿瘤疾病的误区是你坚决需要摒弃的。

## 误区一：肿瘤是癌，治不好

无论良性肿瘤和恶性肿瘤，都是可以治疗的，通过治疗，能让你正常生活很长时间。恶性肿瘤越早治疗越好。

## 误区二：肿瘤防不胜防

肿瘤是可以预防的。80%的肿瘤是由于不健康的生活方式引起的。

## 误区三：肿瘤会传染

肿瘤不会传染。一些家庭集中出现肿瘤其实是遗传基因的作用。

## 误区四：迷信"秘方""偏方"

小广告、网传的治疗肿瘤的"祖传秘方""偏方"都是骗人骗财的，让患者错失最佳治疗时机，增加额外的经济负担。

## 误区五：肿瘤切除即为治愈

良性肿瘤切除后几乎都能治愈，恶性肿瘤切除后需要定期随访，监测有无复发，及时再治疗。

## 误区六：断食可杀死癌细胞

节食或绝食不能杀死体内的癌细胞，还会让你的身体更虚弱，降低你的免疫力，促进癌细胞的生长。

---

### 请到正规医院诊断和治疗肿瘤疾病！

## 误区七：纯中医治疗效果更好

单一的治疗手段不太理想，中西医多学科的综合治疗更有效。治疗一定要听从医生安排。

## 误区八：放化疗会损伤人体正常细胞，千万不能去做

任何治疗都是有利有弊的，如果给你带来的效益大于弊端，都是应该可采取的。

## 误区九：癌性疼痛不用止痛药

癌症会让患者体内出现疼痛，影响生活质量。不要担心成瘾问题，对于癌性疼痛，现在主张尽早、足量、定时、个体化给药。强调的是目前不主张使用杜冷丁控制癌痛。

## 误区十：对患者隐瞒病情

充分考虑患者本人和家属的意愿、患者心理承受能力、性格特征、认识程度等，决定是否告知患者病情。告知的方式和时间也要因人而异。对不同的患者，告知患有癌症时，要采取不同的方式。

# 一些常见的肿瘤术语

阅读一些有关肿瘤的科普书籍、健康杂志、报纸以及网络媒体的文章时，会遇到很多专业的肿瘤学医学术语。我们这里为读者总结了一份有关肿瘤的常见医学术语，便于读者更好的理解所读文章的内容。

■ **总生存期**（overall survival，OS）

是指从随机化开始至因任何原因引起死亡的时间（失访患者为最后一次随访时间；研究结束时仍然存活患者，为随访结束日）。

■ **中位（数）总生存期**（median survival time，MOS）

又称半数生存期，表示恰好有50%的个体尚存活的时间。由于截尾数据的存在，计算不同于普通的中位数，利用生存曲线，令生存率为50%时，推算出生存时间。

■ **无进展生存期**（progression-free survival，PFS）

指从随机分组开始到第一次肿瘤进展或死亡时间。通常作为晚期肿瘤疗效评价的重要指标。

■ **客观缓解率**（objective response rate，ORR）

指肿瘤缩小达到一定量并且保持一定时间患者的比例，包括 CR+PR 的病例。

■ **总缓解率**（overall responseoroverall remission，OR）

经过治疗 CR+PR 患者总数占对于总的可评价病例数的比例。

■ **完全缓解**（complete response，CR）

所有靶病灶消失。

■ **部分缓解**（partial response，PR）

靶病灶最长径之和与基线状态比较，至少减少30%。

■ **疾病稳定**（stable disease，SD）

介于部分缓解和疾病进展之间。

■ **疾病进展**（progression disease，PD）

靶病灶最长径之和与治疗开始之后所记录到的最小的靶病灶最长径之和比较，增加 20%，或者出现一个或多个新病灶。

■ **疾病控制率**（disease control rate，DCR）

即 CR+PR+SD 三者之和

■ **疾病缓解时间**（duration of response，DOR）

等于 CR/PR 到 PD/ 死亡的时间

■ **肿瘤进展时间**（time to progress，TTP）

指从随机分组开始到第一次肿瘤客观进展的时间。

■ **治疗失败时间**（time to treatment failure，TTF）

指从随机化开始至治疗中止 / 终止的时间，包括任何中止 / 终止原因，如疾病进展、死亡、由于不良事件退出、受试者拒绝继续进行研究或者使用了新治疗的时间。TTF 综合了有效性与毒性的评价，是一个具有综合特性的指标，不推荐作为单独支持药物批准的疗效指标。

■ **生命质量**（quality of Life，QOL）

是对人的生命的自然素质的社会性衡量和评价，即它所衡量的是生命存在的生理功能状态，它以衡量和评价的标准是生命存在的生理功能状态能够去过一种愉快、健康和有意义的生活。

■ **最大耐受剂量**（maximum tolerated dose，MTD）

指在外来化学物质急性毒性实验中，化学物质不引起受试对象（实验动物）出现死亡的最高剂量，若高于该剂量即可出现死亡。

■ **带瘤生存**（survival with tumor）

是指患者经过全身有效的抗肿瘤治疗后，常见的癌性症状（如出血、癌痛、咳嗽、吞咽困难等）消失，瘤体局部进一步缩小，癌细胞不再扩散，病情长期稳定并趋于好转，患者一般状况良好，可独立工作和生活；换言之，机体免疫保护功能大于肿瘤扩散能力，使癌细胞长期"静止""休眠"，患者处于临床治愈的健康状态。

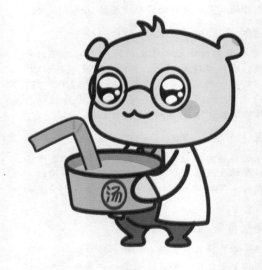

# 2

# 预防篇

## 癌症是可以预防的

癌症是可以预防的，这是一个肯定的结论。癌症是多种因素长期综合作用的结果，80%以上是外在因素引起的，与生活方式和环境因素密切相关，通过改变或避免这些因素就可以预防癌症的发生。世界卫生组织（WHO）认为，40%以上的癌症可以预防。最典型的证据是欧美发达国家，通过积极的戒烟行动，并对不良生活习惯和方式进行干预，以肺癌为代表的癌症发病率和死亡率呈明显下降；而发展中国家，戒烟控烟不得力，加上工业化的迅速发展，环境污染没有得到很好的治理，肺癌等发病率呈明显上升趋势。

## 癌症的危险因素

许多癌症的病因尚不清楚，但其危险因素明确。最主要的危险因素包括吸烟、不健康饮食、体重超重、过量饮酒、感染、环境污染、职业暴露及辐射等。吸烟无疑是最主要的危险因素，感染因素和职业暴露在发达国家已退居次要地位，但在发展中国家仍然是癌症的重要危险因素。饮食、体力活动与癌症的关系也日益受到重视。

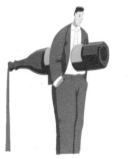
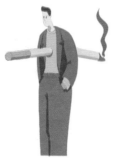

# 吸烟与癌症

据世界卫生组织（WHO）定义，吸烟分为主动吸烟和被动吸烟。主动吸烟指连续或累计吸烟6个月以上，被动吸烟指不吸烟者每周平均1日以上吸入烟雾达15分钟以上，又称"间接吸烟"和"吸二手烟"。烟雾中含有4000多种化学物质，其中至少含有60种已知的致癌物和促癌物，是癌症发生的重要危险因素。

## ◎ 吸烟致癌的发生机制是什么？

烟草在燃烧过程中发生一系列的热分解和热合成化学反应，形成大量对人体有害的化学混合物，其中危害最大的是尼古丁（烟碱）、烟焦油和一氧化碳等，是致癌的重要危险因子。

另外，烟草在种植过程中，受土壤条件和化肥过度使用而含有微量重金属元素和放射性物质，如镉、砷、铬、铅、钋等，也是致癌的重要原因之一。

吸烟时，无论是经呼吸道还是消化道进入体内的有害物质最终均被组织吸收进入血液循环，其中某些强致癌物就有可能引起组织癌变，导致各种癌症的发生。

爸爸，为了一家人的健康，请戒烟！

## ◎ 吸烟与哪些癌症密切相关？

国内外多项流行病学研究指出，30% 的癌症可归因于吸烟，例如肺癌、口腔癌、喉癌、食管癌、胃癌、结直肠癌及宫颈癌等，尤其是肺癌。

● 吸烟与肺癌

肺癌是全球最常见的癌症，也是我国死亡率最高的癌症，其发病率与死亡率在重庆市肿瘤登记地区恶性肿瘤排名均为第一。多项流行病学研究表明，吸烟是导致肺癌发生的首要危险因素，90% 的肺癌发生与吸烟有关，且开始吸烟年龄越早、吸烟年限越长、每日吸烟量越大，肺癌发生的风险越高。

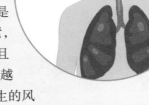

● 吸烟与口腔癌、喉癌

口腔癌、喉癌的发生与吸烟、饮酒、空气污染、病毒／细菌感染、热刺激等多种因素有关，其中吸烟被认为是口腔癌、喉癌发生的重要危险因素。吸烟年限越长、吸烟量越多，对口腔、喉部刺激越强，罹患口腔癌、喉癌的风险也越高。流行病学研究表明，吸烟者发生口腔癌的风险是不吸烟者的 3.87 倍，80%～90% 的喉癌患者有长期吸烟史，且口腔癌和喉癌的发病风险随着吸烟年份或每天吸烟量的增加而显著增加。

● 吸烟与上消化道癌

上消化道癌主要分为食管癌、胃癌，是常见的消化道恶性肿瘤。过量吸烟是诱发上消化道癌的重要因素之一。研究表明，吸烟人群的胃癌和食管癌的发生率是不吸烟人群的 3.7 倍。此外，吸烟常合并幽门螺杆菌感染，两者共同作用可导致萎缩性胃炎、上皮内瘤变等癌前病变发生。

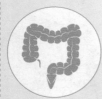

● 吸烟与结直肠癌

多项研究表明，结直肠癌的发病率与吸烟年限、每日吸烟数量成正相关，吸烟者结直肠癌的发病风险是不吸烟者的 1.95 倍，烟龄达 40 年者结直肠癌的危险性是不吸烟者的 3.14 倍。此外，按性别分析，男性吸烟 30 包 / 年者是不吸烟男性的 1.15 倍，女性吸烟 30 包 / 年是不吸烟者的 3.5 倍。结直肠癌的发生风险随戒烟时间的延长而降低。

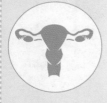

● 吸烟与宫颈癌

我国女性主动吸烟率（3.1%）不高，但被动吸烟率高达 54.6%。在吸烟者的宫颈粘液中，能分离出比血浆浓度更高的烟草致癌物，通过破坏细胞免疫功能，导致宫颈上皮遭受 HPV（人乳头瘤病毒）的持续感染，最终发展为宫颈癌。每天被动吸烟 3 小时以上的女性宫颈癌的危险性增加 2.96 倍，丈夫每天吸烟 1 支，处于被动吸烟环境中的妻子宫颈癌前病变发生率增加 4.6%，丈夫每天吸烟 22 支，处于被动吸烟环境中的妻子宫颈癌前病变发病风险将加倍。

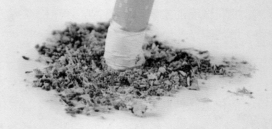

## ◎ 戒烟的益处与方法有哪些？

世界卫生组织（WHO）指出，40% 以上的癌症是可以预防的。戒烟是预防癌症最经济有效的办法。戒烟永不怕迟，无论你吸烟有多久，一旦开始戒烟，与吸烟有关的癌症发病风险，便会随之降低。

戒烟方法有哪些呢？

**1**
**自我认知疗法**
充分认识吸烟的危害，坚信一定能够戒烟成功。

**2**
**逐步戒烟法**
通过减少每天吸烟的数量和延长吸烟的间隔时间，循序渐进，逐步戒烟。例如，每天减少 1 支、2 支、3 支……，从间隔 1 小时吸烟延长到间隔 2 小时、3 小时、4 小时……。

**3**
**控制环境法**
避免参与吸烟的场所和环境，时刻提醒自己，拒绝烟草引诱。

**4**
**家庭监督法**
在家人的劝导和监督下，帮助吸烟者彻底戒烟。

**5**
**饮食替代法**
可通过吃戒烟糖或饮戒烟茶，帮助摆脱烟瘾。

**6**
**药物替代法**
如用含有微量尼古丁的产品（尼古丁贴片、口香糖、喷雾剂等），来缓解戒烟过程中不适。

**7**
**咨询戒烟门诊**
当以上戒烟法无法彻底戒烟时，可以咨询专业医生或戒烟门诊，找到适合自己的戒烟方案。

# 饮食与癌症

俗话说"民以食为天",人类的生存离不开食物,人们寄希望于食物不单是食物为人体维持各种生命活动提供能量和营养素,更多的是食物在满足人们"口福"的同时,能够吃出美丽和健康。"癌"字三个口,可见癌症与饮食密切相关,吃什么?怎么吃?吃多少?饮食作为一把"双刃剑",可以防癌抗癌,同时也可能导致癌症的发生。

## ◎ 哪些癌症与饮食因素有关?

食物经口腔进入人体,就像一场说走就走的旅行,美妙的旅程是在胃肠蠕动和消化液的作用下,食物中的营养素被人体吸收,食物残渣经肛门排出体外。有的时候,食物在人体的旅行也会出现意外和不愉快,此时,癌症容易乘虚而入,特别是食管癌、胃癌和结直肠癌等消化道癌。

常见致癌饮食
①酗酒
②大量摄入红肉
③熏制和腌制食物
④烧烤类食物
⑤大量摄入甜食
⑥大量摄入脂肪

● 食管癌

食管就像一根管子,是食物进入人体的通道。已有研究表明:多吃新鲜的蔬菜、水果、膳食纤维以及富含 β 胡萝卜素、叶酸、维生素 C、维生素 $B_6$、维生素 E 的食物可能降低食管癌的发生风险。

酗酒、红肉类食物(比如牛肉、猪肉、羊肉等)以及经过熏制、盐腌或添加了化学防腐剂的肉类、高温饮料或烫食可增加食管癌的发生风险。

● 胃癌

胃就像一个袋子,我们吃进去的食物会在胃中停留 3～4 小时左右进行初步的物理消化和化学消化。已有研究表明:新鲜的蔬菜、水果、葱类、黄豆及其制品以及富含硒的食物有利于降低胃癌的发生风险。

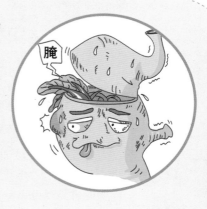

吃得太咸，爱吃盐腌制食物将明显增加胃癌的发生风险；加工肉类虽然美味，致癌风险也高；红辣椒、烤制或炭烧的肉类食物和熏制食品也是胃癌的危险因素；因为节约，长期食用腐烂的蔬果等等。

● 结直肠癌

结肠和直肠位于消化道的下端，一些不能被人体所利用的食物残渣会暂时性贮存在结肠中，水分会被重新吸收后就形成粪便的雏形，这也是食物在人体中旅行的最后一站。近年来，结直肠癌是我国恶性肿瘤发病率上升最快的肿瘤之一，已有研究表明，食用富含膳食纤维的食物、大蒜、牛奶等富含钙的食物可以预防结直肠癌的发生，多吃新鲜的蔬菜、水果、鱼和富含叶酸、硒的食物可降低结直肠癌的发生风险。

红肉类食物特别是加工过的肉类制品、酗酒会明显增加结直肠癌的发生风险，而含铁较多的食物、动物脂肪、精制糖类如蔗糖摄入太多也会增加结直肠癌的发生风险。

● 肺癌

肺癌在我国所有恶性肿瘤中发病率和死亡率最高，据报道90%的肺癌都与吸烟有关。研究表明：多吃水果包括富含类胡萝卜素的食品可以预防肺癌的发生，新鲜的蔬菜、含硒的食物、含槲皮素的食物对降低肺癌的发生可能有帮助。

饮食中的红肉、加工肉类、动物油脂、黄油以及吸烟者服用维生素 A 补充剂会增加肺癌的发病风险。饮用水中含有砷也会导致肺癌的发生。

## ◎ 哪些不良饮食习惯会导致癌症？

　　一些不良的饮食习惯会促进癌症的发生。快来看看，你，你的家人，你周围的朋友有下面这些不良饮食习惯吗？如果有，一定要及时纠正哦！

### ● 吃得太多，动得太少，能量过剩

　　吃动平衡是最理想的饮食状态，吃得太多导致多余的能量作为脂肪储备在人体，导致肥胖发生，而肥胖容易诱发多种癌症。

### ● 膳食结构不合理

　　膳食结构中，没有按照膳食指南或膳食宝塔选择合适的食物和数量，导致脂肪、碳水化合物、蛋白质三大营养素摄入比例不合理，例如高碳水化合物饮食和食盐摄入过多容易导致胃癌，高脂肪饮食能促发乳腺癌、结直肠癌、胰腺癌、前列腺癌等。

　　膳食讲究平衡，蔬菜水果是我们日常膳食中的重要组成部分，也是多种维生素、矿物质与纤维素的最好供给源，一直被认为具有很好的抗癌作用，所以，如果平时只爱吃肉，不爱吃蔬菜和水果，就增加了患癌的风险。

### ● 进食习惯不好

　　狼吞虎咽、进食速度过快、习惯吃烫食、吃火锅不蘸油碟等不良饮食习惯容易使食管和胃反复损伤，从而导致食管癌和胃癌。

食物的咀嚼不细和食物团块大，易通过机械刺激，损伤消化道黏膜，产生慢性炎症，长期会引起消化道损伤甚至癌变。

● 烹调方式不当

熏烤、煎炸等烹调方式可产生多种致癌物，长期吃容易诱发癌症。

● 食物保存不当

玉米、花生、小麦等粮油食品如果保存不当，容易被黄曲霉毒素污染。黄曲霉毒素为Ⅰ类致癌物，黄曲霉毒素的危害性在于对人及动物肝脏组织有破坏作用，严重时可导致肝癌。

蔬菜、腌制食品保存会产生亚硝酸盐，在人体内进一步转化为亚硝胺，促发消化系统癌症。

发霉食物坚决弃之不食

● 经常在外面吃饭

经常在外吃饭会饮食无定时，长期如此，势必损害脾胃功能，进入一种"癌前状态"中。此外，外面售卖的食物，为了追求色香味，通常会使用高温油炸的方法，加入大量调味剂，比起家庭烹饪的食物，它们含有更多的致癌物质。最后，聚会中如果大量饮酒，无疑会加重胃肠负担，为癌症的发生提供条件。

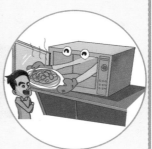

微波炉烹饪加热食物是安全的，不会致癌！

● 就餐时心情不好

不良的情绪变化是癌症的"活化剂"。如果在不愉快的环境中就餐，必然会直接影响脾胃功能，使脾胃运化失调，肝气不顺，日久就会导致气滞血瘀，给癌症的发生创造条件。

## ◎ 防癌饮食建议是什么?

世界癌症研究基金会从膳食、生活方式等方面提出了预防癌症的 14 条建议:

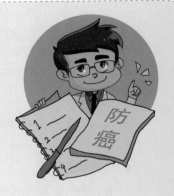

### 1 合理安排饮食
*每日饮食以植物性食物为主,蔬菜、水果、谷类和豆类占 2/3 以上。*

### 2 关注体重
*适当控制体重,避免过轻或过重。BMI 在 $20 \sim 23 kg/m^2$ 最为理想。*

### 3 坚持运动
*如果工作处于久坐状态或很少活动,每天应有 1 小时的快走或类似活动量。每周至少进行 1 小时出汗的有氧运动。*

### 4 多吃蔬菜和水果
*每天吃 $400 \sim 800 g$ 蔬果,选择深绿色蔬菜、胡萝卜、柑橘类水果等。每天吃五种以上品种,长期坚持。*

### 5 谷物为主食
*每天吃 $600 \sim 800 g$ 谷物、豆类、根茎类食物,避免精加工食物,少吃精制糖。*

### 6 饮酒应限量
*建议成年男性一天饮酒量中乙醇含量不超过 25g,成年女性一天饮酒量中乙醇含量不超过 15g,孕妇、儿童和青少年要禁酒。*

### 7 少吃红肉
*建议多吃鱼和家禽代替红肉,每天吃红肉(牛、羊、猪肉)不超过 90g。*

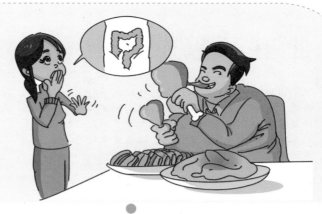

### *8* 限制脂肪摄入

少吃肥肉、油炸等高脂肪食物，特别是动物性脂肪。选择适当的植物油，并尽量少用油。

### *9* 少吃盐

尽量少吃腌制食物，盐每日限制在 6g 以内。

### *10* 保证食物新鲜

不要食用常温下存放时间过长、可能受到毒素污染的食物。

### *11* 冷藏食物

易腐烂变质的食物选择冷藏或冷冻保存，并尽快食用。

### *12* 警惕食品添加剂

食物中的添加剂、污染物或残留物检测低于规定的限量即是安全的，但使用不当或随意使用可能影响健康。

### *13* 少吃或不吃烧烤肉制品

不要吃烧焦的食物或直接在明火上烧烤的鱼和肉。腌肉和熏肉最好不吃或偶尔食用。

### *14* 无需营养补充剂

对于饮食能够遵循以上建议的人来说，一般不必食用营养补充剂来预防癌症。

# 肥胖与癌症

肥胖是以体内脂肪堆积过多为特征的一种疾病，并非富贵的表现。脂肪组织的主要功能是为机体储备能量，但脂肪过多引起的肥胖，是很多疾病包括某些癌症发生的危险因素。

对于如何判断肥胖，请计算您的体质指数BMI，即用体重（kg）除以身高（m）的平方（kg/m²）。我们中国人的BMI分类标准为：
① <18.5 为低体重（偏瘦）；
② 18.5～23.9 为正常体重；
③ 24～27.9 为超重（偏胖）；
④ ≥28 为肥胖。
此外，脂肪的分布也很重要，脂肪集中分布在腹部者慢性病相关的危害程度较全身性肥胖者高。

## ◎ 肥胖与哪些癌症密切相关？

通过大量的流行病学调查和肿瘤临床研究，现在已经肯定肥胖是乳腺癌、结直肠癌、子宫内膜癌、食道癌和肾癌等癌症发生的危险因素。

肥胖对绝经前女性与绝经后女性乳腺癌发病影响不一，研究表明在绝经前，肥胖者乳腺癌患病风险更低，而肥胖使绝经后妇女乳腺癌风险增加，绝经后女性体重减轻10kg以上者，乳腺癌风险降低50%。

肥胖会使结直肠癌的发生风险增加19%，特别是超重或腹部肥胖的男性，结直肠癌的患病风险比女性更高。肥胖让子宫内膜癌的风险增加2～3倍。

## ◎ 肥胖促癌的原因是什么？

脂肪是激素和一些细胞因子合成的原料。医学研究认为肥胖促癌的原因可能与肥胖引起人体激素分泌紊乱和慢性炎症等有关。

肥胖者体内多种激素水平较高，例如胰岛素、瘦素、性激素、胰岛素样生长因子等，这些物质对癌细胞的生长具有促进作用。雌激素可以刺激乳腺癌细胞和子宫内膜癌细胞的生长，瘦素可能增强肿瘤转移能力。肥胖者体内的炎性因子水平较高，引起体内组织器官慢性炎症反应，促进肿瘤发生。

## ◉ 控制体重的方法有哪些？

### ● 科学饮食

①控制全天总能量和脂肪的摄入（kcal/kg）。

②每天摄入的能量＝理想体重（kg）×（20～25kcal）。

③合理分配营养素比例。

④碳水化合物：提供热量占60%，避免单糖、双糖，适当选择粗杂粮；脂肪：提供热量占20%，烹调油用量；蛋白质：提供热量占20%。

⑤保证维生素和无机盐的供给。

⑥增加膳食纤维：每日25～30g，蔬菜、水果中富含膳食纤维。

### ● 改变不良饮食习惯和行为

①戒烟酒；

②放慢进食的速度；

③吃饭时不要看电视、电脑或手机等，也不要进行其他娱乐事宜；

④饱了就停止进食；

⑤选择小餐具；

⑥将大份食物分成小份食物；

⑦充分咀嚼食物；

⑧对待食物像药物一样，问问自己，我真的需要这份食物吗？

### ● 保持一定的身体活动量

缺乏运动被认为是全球第四大死亡风险因素，运动能减少肿瘤的发生。

身体活动包括锻炼和涉及身体动作的其他活动，包括做游戏、工作、出行（不用机动车）、做家务和娱乐活动等。

运动的基本原则是：多则有益、贵在坚持、多动更好、适度量力。

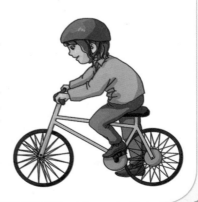

# 饮酒与癌症

世界卫生组织早已把"饮酒"列为致癌的五种主要行为和饮食危险因素之一。10% 的男性癌症，3% 的女性癌症与饮酒有关，危害性仅次于吸烟。若饮酒时同时吸烟，烟草中的有毒物质更易溶解于酒精中，有较强的协同致癌作用。

## ◎ 饮酒如何引发癌症？

酒精导致的癌症的机制非常复杂。酒精本身不是一种直接致癌物，但它的代谢产物乙醛和活性氧簇（ROS）可促进癌症的发展，属于国际癌症研究机构划分的"Ⅰ类致癌物"。

乙醇与唾液接触后转化为乙醛，乙醛在唾液里的水平比血液内高 10~100 倍，可诱发上消化道癌变。

95% 的酒精 95% 在肝脏代谢。大量饮酒加重肝脏负担，乙醇转换为乙醛后，可促使肝脏发生肝硬化，进而进展为肝癌。

乙醇促进高活性氧的产生。高活性氧对 DNA 具有多重诱变作用，可影响组蛋白甲基化及乙酰化，干扰细胞代谢和生长，诱发癌变。

乙醇影响激素分泌，例如升高雌二醇水平，这可能是乳腺癌发生风险因素之一。

## ◎ 哪些癌症与饮酒密切相关？

酒精会增加患口腔癌、鼻咽癌、喉癌、食管癌、胃癌、肝癌、结直肠癌、女性乳腺癌等癌症的发生的机会。饮酒与癌症有以下几种关系：

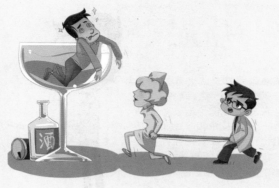

　　* 无论饮用威士忌、葡萄酒、啤酒、烈性酒或含有酒精的饮料，都可增加患癌危险性；

　　* 随着饮酒量的增加，发生癌症的危险性越高；

　　* 开始饮酒的年龄越小，其发生癌症的危险性越大；

　　* 饮酒者"酒龄"越长，其发生癌症的危险性越高；

　　* 酒精和香烟有协同致癌作用，饮酒者又吸烟，或吸烟者又饮酒，发生癌症的危险性，均高于单纯吸烟或单纯饮酒者。

## ◎ 正确的饮酒建议有哪些？

　　综合考虑过量饮酒对健康的损害和适量饮酒对健康的可能益处，《中国居民膳食指南（2016）》给出如下饮酒建议：

　　* 成年男性一天饮酒的酒精量不超过25g（0.5两），相当于啤酒750ml（1瓶），或葡萄酒250ml（1杯），或38°白酒75g（1.5两），或高度白酒50g（1两）；

　　* 成年女性一天饮酒的酒精量不超过15g，相当于啤酒450ml，或葡萄酒150ml，或38°白酒50g（1两）。

　　* 孕妇和儿童少年严格禁止饮酒。

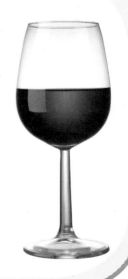

# 感染与癌症

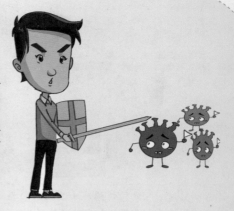

慢性感染是导致癌症发生和死亡的主要原因，全世界近1/5癌症的发生与感染有关。在发达国家，感染导致的癌症约占7%，而发展中国家感染所致癌症可达17%，发达国家的医疗条件比较好，能有效防治病原微生物感染，降低因感染而引发的癌症。

## ◎ 感染与癌症有什么关联？

在病毒隐匿性感染或长期慢性感染的情况下，病毒基因可以植入到机体细胞中，从而引发机体细胞恶性变。此外，由于早期或严重的原发感染，导致机体免疫功能破坏，引起靶组织继发性基因损伤，因而发生恶变。

## ◎ 哪些癌症与感染密切相关？

在导致人体癌变的感染中，最主要有5种病原体：幽门螺杆菌、乙肝病毒、丙肝病毒、人乳头瘤病毒以及EB病毒，它们主要引起胃癌、肝癌、子宫颈癌、鼻咽癌等。

仅这5种病原体，就导致全球一年内近200万人患上癌症。从某种意义上来讲，有些癌症是"传染"来的。

### ● 子宫颈癌

人乳头瘤病毒感染是子宫颈癌及癌前病变的祸根，主要通过性接触传播。开展早期筛查能使子宫颈癌死亡率显著下降50%。更令人欣喜的是，作为人类历史上第一个癌症疫苗——预防子宫颈癌的HPV疫苗已被研发上市。

人乳头瘤病毒疫苗（非癌症疫苗），HPV疫苗已经上市，分别为2价、4价和9价疫苗，预防90%的人乳头瘤病毒感染引起的宫颈癌，是有效的宫颈癌一级预防。

● **胃癌**

幽门螺杆菌是Ⅰ类致癌原，人群中感染率高达50%～60%，是最为普遍的一种细菌感染，可引发胃炎和消化性溃疡，长期感染可能发展成胃癌。幽门螺旋杆菌的确会传染，但并不意味着癌症会传染。只要早预防、早治疗，胃炎可以避免发展成胃癌。

● **肝癌**

中国是"肝炎大国"。原发性肝细胞癌患者绝大多数与乙型肝炎病毒和丙型肝炎病毒感染有关，传播途径主要经血液、母婴传播及性传播。它们通过急性、慢性炎症演变为肝硬化，部分患者最终发生肝癌。幸运的是，病毒性肝炎是可以预防的，乙型肝炎疫苗于1982年面世，安全有效，对我国乙型肝炎预防，尤其是阻断母婴传播起到重要作用。

● **鼻咽癌**

鼻咽癌患者100%与EB病毒感染相关，90%以上患者会显示为EB病毒高抗体。EB病毒在人群中感染广泛，比较容易通过唾液传播，发病高峰在40岁左右，广东省、广西壮族自治区的鼻咽癌发病率非常高。在防癌体检时，最好加检VCA/IgA、EA/IgA指标，如果此两项指标滴度渐高且是广东籍人，家族里有人患鼻咽癌，更要引起重视，定期检测。

**怎样预防感染病原体？**

感染和癌症虽然不是直接因果关系，病原体却悄悄潜伏在我们体内。这个过程大约需要10年或更长时间，如果能阻断其传播，将它们消灭在摇篮里，便能预防癌症的发生。常见的阻断方法有如下措施：

☞打疫苗。来自中国台湾省的数据显示，自1984年对95%的婴幼儿及儿童注射乙肝疫苗，20年后乙肝带菌者从10%～20%降至0.2%，肝癌发病率也相应减少70%～80%。

☞做筛查。30岁以上的女性，务必定期做子宫颈癌筛查。同时保护自己，注意使用避孕套、不要过早性生活、限制性伴侣数等。

☞早治疗。幽门螺旋杆菌完全可以通过抗生素联合治疗彻底根除，不仅缓解胃炎、胃溃疡，还可以预防胃癌的发生。

☞分餐制。幽门螺旋杆菌的传染力很强，可通过手、食物、餐具等途径传染，生活中最好实行分餐制，家庭中有感染者时要适当隔离。

# 环境污染与癌症

科学研究指出，近20年来，环境污染问题使国家癌症患者数量增加35%，癌症与环境污染密切相关。环境污染涉及面很广，包括空气、水、食品、室内装修污染等，已成为癌症发病率增高的重要因素。

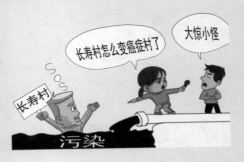

## ◎ 空气污染会增加肺癌发病风险吗？

世界各地肿瘤登记报告显示，城市肺癌增加比农村地区更为明显，尤其在发达国家，特别是经济发达地区，患者成倍增加。2012年我国肿瘤登记数据显示，城市地区肺癌发病率（53.13/10万）和死亡率（43.46/10万）均高于农村地区（发病率：50.86/10万，死亡率：40.50/10万）。

● 为什么城市空气能增加肺癌的发病风险？

城市空气污染主要是由工业废气、汽车尾气和人口密集造成。用城市空气做发散试验和化学分析，表明城市空气中含有多种化合物，包括苯、甲醛、多环芳香类碳氢化合物以及其他有害的有机化合物。美国一项研究报告称，城市空气污染使人口全部死亡增加4%，心血管疾病死亡增加6%，而肺癌死亡增加8%。

● 预防措施

\* 加强工业区的科学化布局；

\* 减少废气排放和排出废气的无害化处理；

\* 开展群众参与的绿化环境、净化空气工作；

＊搞好个人防护，必要时外出戴防护口罩等；

＊吸烟者尽量保持在公共场所不吸烟。

## ◎ 饮水污染会引发癌症吗？

随着全球工业化水平的日益增长，环境中致癌物增加，也使饮水中致癌物质含量增高，因而增加了饮水潜在的致癌危险性。流行病学调查研究表明，饮用水与癌症发病相关，如江苏某县居民肝癌发病率和死亡率与饮水污染有一定关系；荷兰调查 19 个城市发现膀胱癌、食管癌、胃癌、结直肠癌、肝癌和白血病等发病率受污染水源地区高于未受污染地区。

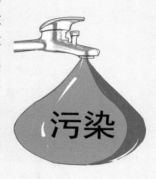

### ● 预防措施

饮用"污染"水可能直接导致癌症，也可能通过其他致癌因素而起促癌作用，所以改善用水措施不失为一项上策，改水措施可以从以下几方面着手：

＊在农村地区，要因地制宜，积极提倡使用浅水井或深水井及自来水。

＊对没有条件改善水源的地方，可提倡使用净水器，这是解决当前饮水致突变性的简易方法。

＊保护水源不受污染。各部门必须密切配合，及早采取综合措施。

＊关于自来水的处理，最好的办法是改进氯处理，如对有机物含量高的水，采用活性炭处理。

**儿童白血病与室内装修污染**

近年来，我国白血病发病率呈上升趋势。专家调查显示，家庭装修导致室内环境污染，被认为是城市白血病患儿增多的主要原因。而室内装修污染物苯和甲醛，已确定与白血病发病相关。因此装修住房时，可选用环保安全无毒或低毒装修材料；同时房屋装修好以后，一定要充分通风 3～6 个月后才考虑入住。

# 职业与癌症

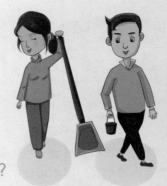

一些职业因为要接触致癌物质，因此成为某些癌症的高发危险职业，是当前职业病防治重要的问题。

## ◎ 易患癌的职业有哪些？

由职业性致癌因素引起的癌症叫职业性癌症。

职业性致癌因素可分为三类：物理因素，如电离辐射、强电源、紫外线等；化学因素，如氯乙烯、铬、镍、氡气等；生物因素，如各种致癌病毒。

职业环境与癌症的关系如此紧密，那么，哪些职业的人受到的威胁最严重呢？石棉生产、制革、造纸、化纤、化工及金属冶炼等行业的工人面临的癌症风险最大。

## ◎ 哪些癌症与职业密切相关？

与癌症发生密切有关的职业有：

● 消防队员、交警、矿工、石棉工：易患肺癌、胸膜间皮瘤

消防队员、交警、矿工，他们往往是有毒气体和粉尘的直接接触者，长年累月下来，首当其冲的就是肺，这也是他们肺癌发病率高于常人的原因。

● 油漆工、皮革工：易患白血病

油漆（皮革）中含有大量易挥发的有害物质，如苯、甲苯、二甲苯、苯酚、甲醛、丙烯腈、丁二烯等，它们通过呼吸道、皮肤和消化道等途径进入人体。除了会引起急、慢性中毒外，还可能诱发白血病。

- 经常倒夜班的女性：易患乳腺癌

很多种职业都需要倒夜班，如夜班医务工作者、三班倒的工厂工人、夜班飞机火车机组人员等，有统计数据表明，该类人群中的女性患乳腺癌风险较高，可能与人体的生理节奏被打乱，使人体无法保持正常的激素分泌和免疫功能，从而细胞分裂更容易出错以至于诱发癌症。

- 从事橡胶添加剂及颜料生产的工人——易患膀胱癌

生产橡胶过程中使用的芳香胺为强致癌物，其致癌性远高于甲醛。生产萘胺、联苯胺和 4- 氨基联苯的化工行业及以萘胺、联苯胺为原料的橡胶添加剂、颜料等制造厂的工人，他们患膀胱癌的几率比普通人群高 61 倍。

## ◉ 如何积极对抗职业癌症？

如果自己的职业恰好属于上述的癌症高风险职业，马上辞职、更换工作的办法，对于大多数人来说并不现实，那想要将发病风险降到最低该如何做？

（1）湿式作业，良好通风

首先要改善环境，对于空气中的粉尘类污染物，没有什么方法比湿式作业更方便和经济，比如：开凿岩壁时，选用湿式凿岩机；当场地平整时，可以配备洒水车，让空气中的粉尘黏附到喷洒出的水滴上。而对付有害气体的方法除了减少其排放外，良好的通风是个不错的选择。

（2）"打扮"自己

这里的打扮可不是指涂上粉底、画上口红等。在进行操作之前，戴上防护口罩、护目镜、手套。这些避免直接接触致癌物质的装备可不能少。

（3）调整生物钟

给夜班从业人员的建议是，增强体质并调整你的生物钟使其更适合夜晚工作白天休息。

（4）做好体检

由于癌症的发生和发展常需要较长的时间，因此，无论你是否正在从事患癌高风险的职业，只要你曾经从事过，就不能忽视风险，都一样需要提高警惕，并定期进行相应的防癌体检。

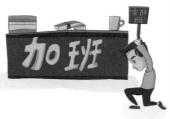

# 辐射与癌症

辐射能够破坏细胞的遗传物质，引起细胞突变，诱发癌细胞的发生。20世纪80年代轰动中国的日本电视连续剧《血疑》，女主人公就是遭受意外辐射后，发生白血病。

## ◎ 辐射如何引起癌症？

辐射分为两类：电离辐射和非电离辐射。电离辐射能量较高，可以直接造成DNA破坏和基因突变，有致癌作用。非电离辐射能量较低，不足以直接引起基因突变，普遍认为不能致癌。

手机、电脑辐射属于非电离辐射，尚未发现与癌症有任何联系。每天与我们日夜相伴的家用电器——微波炉、电脑、空调、洗衣机、浴霸、电磁炉、电吹风、电灯等其实都不是电离辐射。他们在使用过程中主要产生热能，比如浴霸、红外暖风机就是典型的利用红外线的热辐射现象取暖。通信基站所发出的无线电波，也属于非电离辐射的电磁波，它只产生热效应。

## ◎ 哪些癌症与辐射密切相关？

科学研究早已证实，如果X线照射时间过长或剂量过大，就会诱发多种肿瘤发生，在临床上最常见的就是肉瘤和皮肤癌。除此之外，像放疗是通过对癌变的部位进行高强度的辐射处理，使得癌细胞大量死亡，达到抑制癌症的目的，但同时也对大量正常细胞造成损伤。

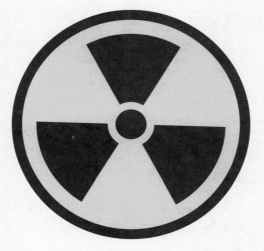

**看到辐射标志要远离**

射线诊断检查包括普通 X 射线拍片、胸透、CT、CR、DR 等，都对人体有不同程度的损害，远期有致癌的危险，尽量别接触。射线可使人体免疫力下降，造成胎儿畸形，可诱发白血病、癌症等疾病，人体对射线敏感的部位有甲状腺、胸腺、性腺等。

## ◎ 防癌如何预防辐射？

国家原卫生部 1997 年颁布的《放射工作卫生防护管理办法》第 25 条就明确规定："对患者和受检者进行诊断治疗时，应当按操作规程，严格控制受照剂量；对邻近照射野的敏感器官和组织（如眼睛、甲状腺、性腺等），应当进行屏蔽防护；对孕妇和婴幼儿进行医疗照射时，应当事先告知对健康的影响。"

医务人员提醒，做 X 射线等集体检查时，他人不要同时待在放射室里，放射室的门必须紧闭。

# 遗传与癌症

已经较为明确的家族遗传性肿瘤有卵巢癌、乳腺癌和结直肠癌，子宫内膜癌部分也有遗传倾向，其他肿瘤尚不明确，有上述肿瘤者建议做相关基因或全外显子检测，并做遗传咨询，进行预防与干预。

## ◎ 会遗传的癌症有哪些？

癌症的发生与遗传有关，但还取决于精神因素、环境因素、饮食因素及生活习惯等后天因素，正所谓中医学的一句名言"先天不足，后天失养"。

乳腺癌、结直肠癌、食管癌、肾癌具有较强的遗传性。肺癌与遗传因素关系有待阐明，初步证据表明遗传因素影响肺癌的发病和预后。5%～10% 的胰腺癌与遗传有关。胃癌患者的一级亲属（父母或兄弟姐妹）得胃癌的危险性比一般人群平均高 2～3 倍。妇科肿瘤也有遗传倾向性。

具有肿瘤家族史的人群应更加注意患肿瘤的可能性，要注意避免相关不良因素累积。

## ◎ 如何预防遗传性癌症？

如果得知家族中有某种癌症的遗传史就应及早预防。首先，要做好自我保健，改变不良饮食习惯，少吃油炸、熏烤食物、戒烟限酒，多吃一些防癌食物，如西红柿、红薯、牛奶等。

其次要养成良好的生活习惯，作息规律，不熬夜，远离装修污染；加强体育锻炼，增强抵抗能力；还要保持良好的心态，正确看待癌症。

最后，每年要定期进行体检筛查，一旦发现有早期癌症

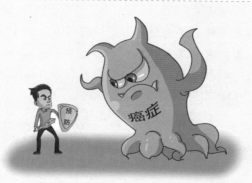

迹象，就要及时治疗，控制病情。

## ◉ 如何预防癌症？

为控制癌症的发生与发展，我们倡导和呼吁大家采取健康的生活方式，以防癌于未患之时。

● **拒绝烟草**

拒绝吸烟是一种珍爱自己和他人生命的态度和责任。戒烟或避免二手烟永不怕迟，因为这是减少患癌风险最简单和最经济有效的办法。

● **避免酗酒**

有节制的饮酒可预防心脏病，但过度饮酒（酗酒）会直接破坏人体的基因，从而引发癌症，尤其是饮酒和吸烟同时进行。

● **预防感染**

日常生活中通过注意卫生、保持室内空气流通、注射疫苗、提高免疫力、远离毒品等方式预防感染，必要时可进行相关病毒检测，以便早期发现感染，早期进行治疗。

● **控制体重**

身体过多的脂肪会影响体内激素平衡，增加患癌风险。

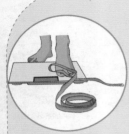

可选择低热量食物、以植物性食物为主、减少食用红肉和加工肉、少油少盐、避免快餐和甜食、控制进食分量、保持体力活动等方式使体重维持在健康体重指数（BMI）范围的下限。

● 经常运动

任何种类的运动都有助于预防癌症，运动量越大越能减低患癌风险。倡导大家在日常生活中加强运动、坚持运动。建议每天最少 60 分钟中等程度运动，如快步走、爬楼梯、做家务等。

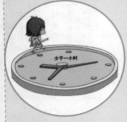

● 营养补充剂不能代替食物

获取最佳的营养依靠均衡饮食，而不是营养补充剂。除准备生育者服用叶酸、孕妇和婴幼儿服用维生素 D 补充剂、身体虚弱者补充低剂量多种维生素和矿物质等特殊情况外，服用营养补充剂，尤其是高剂量营养补充剂，会影响体内营养均衡，可能带来不同癌症风险。

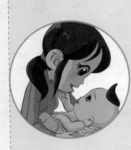

● 纯母乳喂养 6 个月

母乳喂养能够降低母亲患乳腺癌的风险，也能降低婴儿超重或肥胖的概率。世界卫生组织（WHO）和联合国儿童基金会（UNICEF）指出，应纯母乳喂养婴儿至 6 个月大。

● 调整心态，心理健康

世界卫生组织对心理健康的定义："不仅仅是没有精神疾病，而且能正确认识自己的能力，可应对正常的生活压力，富有成效的工作，以及能对他人有所帮助的良好状态"。人的心理健康是战胜疾病的良药，更是获得健康机体、延年益寿的秘方。情绪不好、焦躁易怒等负性心理会降低人体免疫功能，其患癌风险高于常人。

# 3

# 早期诊断篇

朝

可

## 肿瘤的早期诊断

早期恶性肿瘤一般指的是人体器官、组织的细胞发生体积较小的原位癌和表浅浸润癌。这时癌细胞浸润仅局限于黏膜层和黏膜下层，并无区域淋巴结转移。这种专门针对早期恶性肿瘤患者的诊断方法即是肿瘤的早期诊断。此篇中介绍的主要为恶性肿瘤的早期诊断。

## 肿瘤早期诊断的意义

肿瘤若能早期发现，能大大地提高治疗效果及生活质量。其次，如果检测出癌前病变，通过提前的治疗，可以降低恶性肿瘤的发生率。

## 肿瘤早期诊断的途径

目前早期肿瘤的诊断途径主要有肿瘤筛查、健康体检、门诊、癌前病变随访、对早期癌症信号的警惕及动态观察。

## 肿瘤的"三早"

肿瘤防治的"三早"即早期发现、早期诊断、早期治疗。早期发现、早期诊断是提高肿瘤早诊率的主要手段。早期治疗是提高生存率、治愈率、降低死亡率的重要手段。定期肿瘤筛查是实现"三早"的主要措施，筛查应到专业医疗机构。

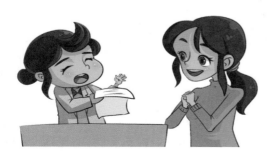

# 癌症的早期信号

很多癌症在早期并无特别的症状，通常悄无声息的发生。不过，虽然如此，一种疾病在身体里出现了，人体还是能或多或少出现一些不适。因此，不要对身体的不适掉以轻心，特别是这些不适出现很长一段时间，要及时到医院诊治。

## ◎ 常见肿瘤的早期信号有哪些？

常见肿瘤的早期信号如下：

● **食管癌的早期信号**

吞咽食物时有哽噎感、疼痛、胸骨后不适及食管内有异物感或上腹部疼痛等。

● **胃癌的早期信号**

逐渐出现的上腹部不适或疼痛（服止痛药、止酸药物不能缓解），持续消化不良。

● **肺癌的早期信号**

刺激性咳嗽，久咳不愈或血痰，服用抗生素、止咳药不能很好缓解，且逐渐加重，偶有胸痛发生。

● **乳腺癌的早期信号**

乳房肿块、乳房皮肤凹陷、乳头内陷、乳头溢液或破溃。

● **宫颈癌的早期信号**

阴道不规则出血，多在性交后出血，一般量不

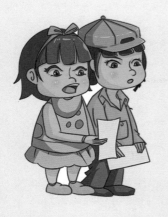
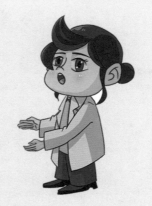

多，服药后不能缓解或再发。阴道排液，液体为白色或血性，可稀薄如水样或米泔状或有腥臭味。

● 鼻咽癌的早期信号

鼻涕带血，主要是鼻涕中带有少量的血丝，特别是晨起鼻涕带血，耳鸣等。

● 肝癌的早期信号

腹部疼痛、腹胀、食欲减退、消瘦，严重的会有黄疸、腹水。

● 大肠癌的早期信号

腹痛、腹胀、腹部不适、大便习惯发生改变等，有下坠感且大便带血、贫血、乏力、腹部摸到肿块。

# 癌症的早期诊断之生化篇

肿瘤的生化检查是一类能通过化验血液、尿液或肿瘤组织等反映体内肿瘤情况的物质，可称之为"无形表象"，是对形态诊断的有力补充。

## ◎ 什么是肿瘤标志物？

在肿瘤发生、增殖过程中，其细胞内的一些物质发生不同程度的改变，这种能反映细胞可能恶变的物质就是肿瘤标志物。这些物质在血液、体液及组织中可检测到，达到一定的水平时能提示某些肿瘤的存在。

## ◎ 常见肿瘤标志物升高的临床意义

● 癌胚抗原（CEA）：升高主要见于结肠癌、直肠癌、胰腺癌、胃癌、肝癌、肺癌、乳腺癌等，其他恶性肿瘤也有不同程度的阳性率。

良性肿瘤、炎症和退行性疾病，如结肠息肉、溃疡性结肠炎、胰腺炎和酒精性肝硬化患者也可能有不同程度的升高。

● 甲胎蛋白（AFP）：在原发性肝癌中特异性很高，阳性率达70%。如果患者有乙肝病史、肝脏有包块、AFP>400ng/ml且持续1个月，即可诊断为肝癌。病毒性肝炎、肝硬化患者绝大部分也会出现AFP升高，但不会超过400ng/ml。妇女妊娠血清AFP也会升高。

● 前列腺特异抗原（PSA）：PSA具有器官特异性，但不具有肿瘤特异性。诊断前列腺癌的阳性率为 80%。良性前列腺疾病也可见血清 PSA 水平不同程度升高。

## 常见肿瘤标志物的联合检测

* 胃癌：CEA、CA199、CA24-2、CA50、CA72-4、CYFRA21-1。
* 结直肠癌：CEA、CA19-9、CA24-2、CA50、CA72-4。
* 乳腺癌：CEA、CA125、CA199、CA153、CYFRA21-1。
* 肺癌：CEA、CA125、NSE、CYFRA21-1、ProGRP、SCC。
* 肝癌：AFP、CA199、CEA、AFP-L3、Tivka-2。
* 前列腺癌：FPSA、TPSA。

肿瘤标志物的检测对肿瘤辅助诊断及判断肿瘤预后、转归、评价疗效等具有重要意义。随着分子生物学和人类基因组计划的发展，更多的特异性高的肿瘤标志物被发现和应用，为肿瘤早期诊断提供了新的途径。但应注意，临床中的各种肿瘤标志物只能作为肿瘤辅助诊断指标之一，肿瘤的临床诊断不能仅靠肿瘤标志物的检查结果来确定。肿瘤标志物不高不等于无瘤，偏高也不一定就是肿瘤。肿瘤标志物升高，尚需进一步检查。其升高可能是多方面原因导致的。

## 常见致癌病毒包括哪些？与哪些肿瘤有关？

致癌病毒是指能使细胞发生癌变的病毒，常见的致癌病毒主要包括：EB 病毒与鼻咽癌发病有关；人乳头瘤病毒（HPV）与子宫颈癌的发病有关；乙型肝炎病毒（HBV）、丙型肝炎病毒（HCV）与肝癌发病有关。

常见的检测方法包括：病毒的分离培养技术、电镜下直接检测病毒、免疫学方法、分子生物学方法等。

# 癌症的早期诊断之影像篇

影像学诊断是发现体内肿瘤的重要检查手段。不过，不要误认为越昂贵的检查就越好。不同检查都有它们独特的诊断优势，也有不足之处。医生会为你安排合适的影像学检查。

## ◎ 胸部 X 线检查

胸部正侧位片检查主要用于发现胸部病变，包括炎症、结核、肿瘤等。但在肺部肿瘤早期诊断中，受限于其密度分辨率较低等缺点，应用不如 CT 广泛。

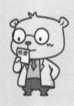

【医生提醒】

因检查具有辐射，婴幼儿、孕妇（尤其怀孕 3 个月内）应尽量避免 X 线检查，如必须做，需做好相关防护。检查者衣服口袋内勿放硬币、手机；颈部除去项链等饰品；女性患者需脱去带钢圈的胸罩。

## ◎ 什么是 CT 检查？

CT 是电子计算机 X 射线断层扫描技术简称，CT 检查分为平扫及增强扫描，前者不用注射对比剂。

CT 检查的优点：方便、迅速、安全、图像清晰，病变检查率及诊断准确率高、密度分辨率高等。

CT 检查的缺点：空间分辨率低、有 X 线辐射。

CT 检查在肿瘤早期诊断中的应用主要体现在以下几个方面：肿瘤早期诊断、肿瘤临床分期、监测

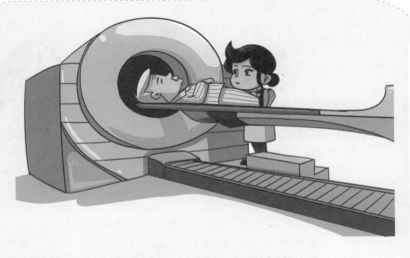

肿瘤治疗疗效和预后判断、监测肿瘤是否复发、寻找肿瘤的原发灶、确定肿瘤放射治疗的生物靶区、良性与恶性肿瘤的鉴别诊断、肿瘤活检定位等。

【医生提醒】

　　各部位增强扫描及腹部平扫者，检查前，禁食 4 小时及以上；钡餐检查后 1 周内，不得行腹部 CT 检查；备行增强检查者需先行碘过敏实验，呈阴性方可进行；病情危重难以配合者、孕妇、不宜接触 X 射线者（如再生障碍性贫血等）禁行 CT 检查。

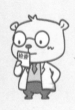

◎ 什么是乳腺钼靶检查？

　　乳腺钼钯全称乳腺 X 线摄影，即乳腺的 X 线摄片。因其价格低廉、无创、痛苦相对较小，是目前诊断乳腺疾病首选和简便可靠的检查方式。

钼靶是临床乳腺疾病检查中最重要的工具之一，它不仅用于乳腺癌的筛查，还可用于乳腺癌的诊断、评估及乳腺癌患者的随访。乳腺钼靶检查虽然不能预防乳腺癌的发生，但它可以尽早发现乳腺癌从而延长患者生命。

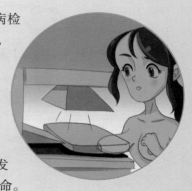

乳腺钼靶检查的优点是能观察整个乳腺，可以清晰显示乳房内肿块、钙化和结构扭曲，对早期病变的敏感性较高。

当然，乳腺钼靶检查也有其局限性，主要表现在致密腺体的遮挡会降低诊断的准确性，导致年轻女性致密腺体中的小病灶漏诊率及误诊率增高；有放射性；有时需要结合乳腺彩超和乳腺 MRI 检查。

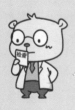

【医生提醒】

检查前穿戴合适的衣裤，检查时需完全脱去上衣及装饰物；在压迫板行乳腺组织压迫时稍有不适，尽可能放松；尽量避开经期前后 3～5 天。

◎ 什么是 MRI 检查？

MRI 即磁共振成像，是一种安全可靠的医学检查设备，无 X 线辐射，对人体无危害，具有不用对比剂就能清楚显示心脏、血管和体内腔道，可进行任意方位断层扫描、定位精确等优点。

MRI 成像效果最佳的部位是中枢和周围神经系统、心脏大血管、软组织病变及腹部、盆腔疾病等。因此，MRI 在肿瘤早期诊断中的应用主要为：颅脑、脊髓肿瘤的早期诊断，实体肿瘤与周围血管关系判断，良恶性肿瘤的鉴别，盆、腹腔肿瘤的诊断与鉴别诊断。

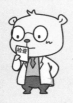

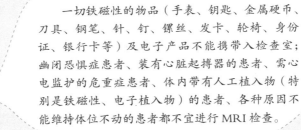

【医生提醒】

一切铁磁性的物品（手表、钥匙、金属硬币、刀具、钢笔、针、钉、镙丝、发卡、轮椅、身份证、银行卡等）及电子产品不能携带入检查室；幽闭恐惧症患者、装有心脏起搏器的患者、需心电监护的危重症患者、体内带有人工植入物（特别是铁磁性、电子植入物）的患者、各种原因不能维持体位不动的患者都不宜进行 MRI 检查。

## ◎ 什么是 PET-CT 检查？

PET-CT 即正电子发射断层 -X 线计算机断层组合系统，是正电子发射断层（positron emission tomography，PET）和 X 线计算机断层（computer tomography，CT）组合而成的多模式成像系统，是目前全球最高端的医学影像设备，同时也是一种可以在分子水平成像的影像技术。

在肿瘤诊断中，PET-CT 检查应用主要包括以下几方面：①肿瘤的疗效评估及复发监测；②恶性肿瘤手术及放、化疗前的精确分期，以利于制订最佳治疗方案；③良、恶性肿瘤的鉴别；④肿瘤的早期诊断与筛查；⑤临床高度怀疑肿瘤时，寻找原发灶；

提供准确的活检定位，以便尽早确诊；⑥指导放疗计划，确定肿瘤放疗生物靶区。

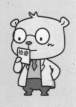

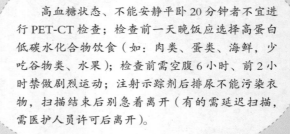

【医生提醒】

　　高血糖状态、不能安静平卧 20 分钟者不宜进行 PET-CT 检查；检查前一天晚饭应选择高蛋白低碳水化合物饮食（如：肉类、蛋类、海鲜，少吃谷物类、水果）；检查前需空腹 6 小时、前 2 小时禁做剧烈运动；注射示踪剂后排尿不能污染衣物，扫描结束后别急着离开（有的需延迟扫描，需医护人员许可后离开）。

◎ 什么是超声检查？

　　超声检查是利用人体对超声波的反射进行观察，临床上使用的是将弱超声波照射到身体上，将组织的反射波进行图像化处理。目前常用的超声检查方法包括：M 型超声、B 型超声显像法、多普勒超声。在临床上，广泛运用于肿瘤的初筛。

　　受成像原理以及特点所限，超声并不能应用于所有肿瘤的早期诊断中，而主要应用于甲状腺、乳腺、肝脏、肾脏、子宫、卵巢、前列腺肿瘤的早期诊断。

　　超声对于病灶良恶性的鉴别主要通过对病灶的纵横比、形态、边缘、边界、内部回声、与周围组织关系、内部及周边血流情况的观察，并通过超声医师对患者病史的了解而做出最终的综合判断。随着超声造影及弹性成像技术的不断发展，对肿瘤内部和周边血供情况及病灶弹性硬度程度能够进行判断，这极大地提高了对病灶良恶性的鉴别能力。

超声检查的优点是无创、价格低廉、对人体没有辐射，可连贯地、动态地观察脏器的运动和功能。

超声检查在肿瘤早期诊断的应用如下：

（1）腹部彩超可检查肝脏、胆囊、肾脏（鉴别肿瘤、结石、息肉、钙化、组织改变等）、胰腺（炎症、肿瘤）、脾脏（先天性异常、脾肿大、脾囊肿等）。

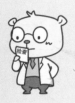

【医生提醒】

检查前一天的晚餐，应以清淡少渣的食物为主，禁食一夜。检查当日早晨应禁食禁水；腹部彩超前两天，应避免进行胃肠道钡餐及胆道造影。

（2）泌尿系彩超可检查肾脏、输尿管、膀胱、前列腺（囊肿、肿瘤、结石、积水、钙化灶等）。

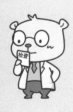

【医生提醒】

检查前 1~2 小时，饮水 400~600ml，待膀胱充盈。

（3）女性生殖系统超声可检查子宫、卵巢（炎症、肿瘤、囊肿等）。

（4）甲状腺彩超可检查甲状腺的炎症、肿瘤、钙化灶等。体检发现的甲状腺结节需要进一步进行病因诊断。

（5）乳腺彩超可检查乳腺增生、肿瘤、钙化灶、炎症等。

# 癌症的早期诊断之内镜篇

内镜作为一种光学仪器，由体外经过人体的自然腔道进入体内，对体内脏器进行检查，可以直接观察到脏器内腔病变，确定其部位、范围，并可进行照相、活检或刷片。

## ◎ 常见内镜有哪些?

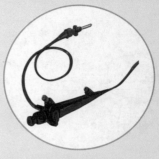

临床上，常见的内镜有胃镜、肠镜、纤维鼻咽镜、纤维喉镜、胆道镜、腹腔镜、纤维支气管镜、膀胱镜、输尿管镜、阴道镜、宫腔镜等。

内镜在诊断肿瘤方面的优势是医生可在内镜下直接观察病灶，同时可钳取活体组织进行病理检查，明确诊断，而且还可通过它进行一系列的治疗。

## ◎ 内镜能检查什么?

● **纤维喉镜**：声带息肉、声带小结、囊肿、喉脱垂及喉部良性肿瘤等。

● **纤维鼻咽镜**：先天性喉喘鸣、急慢性鼻咽炎、急性上颌窦炎，鼻咽癌等。

● **胆道镜**：胆管结石、胆道肿瘤等。

● **胃镜**：食道静脉曲张、慢性食道炎、食道平滑肌瘤、食管裂孔疝、食道癌及贲门癌、急慢性胃炎、胃及十二指肠溃疡、胃部肿瘤、十二指肠肿瘤等。

● **肠镜**：炎症、息肉、肿瘤、克罗恩病、溃疡性结肠炎等。

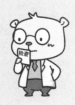

【医生提醒】

胃镜检查前一天禁止吸烟，以免检查时因咳嗽影响插管，禁烟还可减少胃酸分泌；检查前需排空膀胱并至少需要空腹6小时以上。

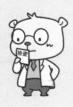

【医生提醒】

检查前一天无渣半流质饮食，避免进食水果、蔬菜等富含粗纤维的食物，以免影响肠道排空。肠镜检查需提前一天进行肠道准备，按医嘱服用泻药。

● 纤维支气管镜：经支气管镜的肺活检及刷检、肺癌、选择性支气管造影等。

● 膀胱镜：膀胱炎、膀胱结核、膀胱肿瘤等。

● 输尿管镜：肾结石、肾结核、肾肿瘤、输尿管结石、输尿管先天性畸形、输尿管肿瘤等。

● 阴道镜：宫颈癌、阴道及外阴病变等。

● 宫腔镜：宫腔畸形、宫腔黏连、宫颈癌、子宫内膜癌、黏膜下肌瘤或子宫内膜息肉等。

【医生提醒】

严重的心肺器质性疾病患者和有严重出血倾向、凝血机制障碍者禁行纤维支气管镜检查。

【医生提醒】

阴道镜检查前3天内禁性生活，阴道上药及阴道冲洗。

肿瘤防治科普丛书——认识肿瘤

# 癌症的早期诊断之基因篇

基因是 DNA 分子上携带有遗传信息的片段，可以通过血液、其他体液或组织对疾病易感基因进行检测，判断其是否存在致病突变，从而预知个体患相应疾病的遗传学风险，实现针对性的"早知、早防、早治"。

## ◎ 什么是基因筛查？

通常正常细胞向癌细胞转变存在 15～30 年的漫长诱导期，大多数的恶性肿瘤初期并无明显征兆。

目前，传统的体检一般是检测已有的临床病变，无法在病变之前预知。如果能在人体发生病变前通过基因检测发现致病突变，则能提前预测患病的遗传学风险，从而采取针对性的干预措施。

## ◎ 肿瘤基因检测如何应用？

目前，肿瘤基因监测的应用范围有：

● **预测**：通过遗传易感基因检测，预估患相应肿瘤的遗传学风险。目前已有多种与遗传性肿瘤相关的易感基因检测应用于临床。

● **确诊**：即通过基因检测技术检测疾病易感基因是否发生致病突变，从而能确诊是哪一种疾病。这类疾病包括多种遗传性肿瘤。

● **治疗**：在靶向药物的治疗方面，患者行靶向药物治疗前的基因"筛查"，确定患者是否适合靶向治疗。在制订肿瘤患者个体化用药方案方面，化疗药物敏感基因检测可以从基因水平为患者提供参考，帮助患者选择最佳化疗药物。

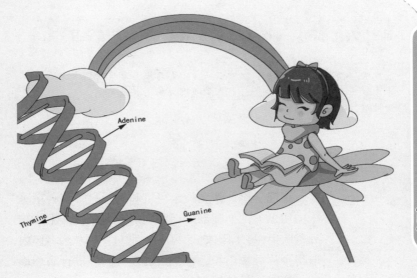

## ◎ 什么人需要做肿瘤基因筛查?

并非每个人都需要进行肿瘤基因筛查,不然医院的医生会忙不过来的,也是一种医疗资源的浪费。以下几类重点人群需要尽早进行肿瘤基因筛查:

☞有癌症家族史,尤其是多名直系亲属患同一种癌症,或者亲属患不同癌症,但这些癌症均与一个特定基因的突变有关,如乳腺癌、卵巢癌、胰腺癌等。

☞有亲属在很年轻的时候患癌。

☞虽然是远亲,但其患有比较罕见的癌症,且这种癌症与某种遗传基因的突变有关。

☞患有和遗传性癌症相关的病症,如息肉。

☞亲属中有人接受过基因检测,并发现了突变基因。

# 癌症的早期诊断之病理篇

病理学诊断是指应用一系列病理学的理论和技术，从患者体内取出病变组织、细胞进行形态学观察分析，并确定病变性质，明确疾病的诊断。

## ◎ 常见病理学检查方法有哪些？

病理学检查涉及临床科室和病理科等多科室医生的协助，例如肺部发现肿块后，影像科医生或胸外科医生在 CT 影像学指引下，通过穿刺从患者体内取得少许肿块组织，再交给病理科医生进行病理诊断。病理诊断多在显微镜下完成。

常见的病理学诊断技术有：

● 细胞学检查：液基细胞学技术用于宫颈癌的筛查，胸、腹水涂片用于胸腔或腹腔的原发或继发肿瘤的检查，痰涂片可用于肺部肿瘤及呼吸道一些疾病的检查等。

● 活体组织检查：通过内镜（如胃肠镜、纤维支气管镜等）、超声引导、放射影像、手术等手段从身体的病变部位取出小块组织或整体切除病变组织，并对组织进行处理（固定、脱水、脱蜡、包埋、切片），制成 $3 \sim 5\mu m$ 厚的组织切片，最后通过苏木素伊红染色后，病理医生通过显微镜观察细胞和组织的形态结构，有时还需通过一些特殊染色、免疫组织化学、原位杂交等技术手段，才能确定组织的病变性质。

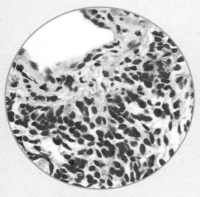

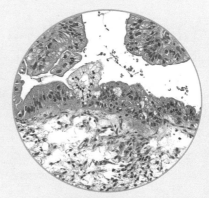

小细胞肺癌的病理切片　　　　　　黏液性卵巢癌的病理切片

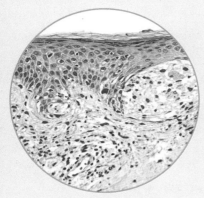

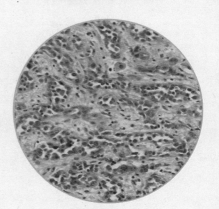

黑色素瘤的病理切片　　　　　　小细胞肺癌的病理切片

## ◎ 为什么要进行病理学检查？

　　病理学检查不仅可以明确一些疾病的诊断，近年来，随着免疫组织化学和分子病理学的发展，还可以用于判断一些肿瘤性病变的预后以及指导临床治疗。由于病理学诊断可以直观的观察病变区域的组织学结构，因此，病理学诊断被誉为疾病诊断的"金标准"。

# 癌症的早期筛查

肿瘤的早期筛查是指通过一系列的快速、简便、有针对性的检查，针对表面健康的人群，早期发现患癌者与高危人群，并对其进行提前的干预，阻断患癌的进程，进一步提高人们的生命质量，是预防癌症发生、发展的有效手段。

## ◎ 肿瘤早期筛查的意义有哪些?

因为多数肿瘤的早期症状、体征不明显，或者只是有一些缺乏特异性的一般表现，通过筛查可以发现早期的肿瘤，提高恶性肿瘤的早诊率，能大大地提高治疗效果及生活质量。其次，能够检测出癌前病变，通过提前的治疗，可以降低恶性肿瘤的发生率。再者，通过筛查可以发现有可能患某种肿瘤的高危人群，通过提前的干预，降低患癌的风险。

## ◎ 肿瘤的早期筛查诊断流程是怎样的?

肿瘤筛查，首先要进行肿瘤风险评估。包括个人健康情况、家族疾病史、疾病发生的高危生活习惯以及基因情况等内容，针对这些因素进行综合的分析，做出某种特定或者一些普遍疾病的风险评估结论：一般风险、中等风险、高风险 / 遗传风险。最后专业医师根据风险评估的结果，并针对具体情况做相应的个性化的、针对性强的检查。

比如，如果父母患有直肠癌，医生会建议体检者做结直肠镜检查。而母亲这边亲属有乳腺癌的话，女性体检者患乳腺癌的概率就大，会建议她每年都要检查乳腺。如果是吸烟的人还要重点筛查肺部；

而乙肝表面抗原阳性的肝炎患者建议定期筛查肝癌。最后根据检查结果的不同而做出相应的防治措施，包括定期监测回访、化学预防、手术预防性切除等。

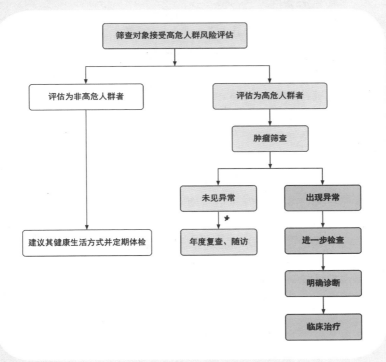

## ◎ 什么是城市癌症早诊早治项目？

癌症的筛查和早诊早治已被公认为癌症防控最有效的途径。2012年，城市癌症早诊早治项目正式纳入国家重大公共卫生专项，在全国开展针对城市高发的五大类癌症（肺癌、结直肠癌、上消化道癌、乳腺癌和肝癌）的危险因素调查和高危人群评估、癌症筛查和卫生经济学评估工作。重庆是最早开展项目的省份之一。

## ◎ 如何参加城市癌症早诊早治项目?

在目前已经开展城市癌症早诊早治的城市符合筛查条件:

- 本市户籍常住人口（在本地居住 3 年以上）;

- 年龄 40 ~ 69 岁（以身份证上的出生日期为准）;

- 无严重器官功能障碍或精神疾患,且自愿参加并能接受问卷调查者;

- 已经确诊为肿瘤患者、有其他严重的内外科疾病正在治疗者需排除在外。

参加国家项目的免费筛查:前往指定医院接受相关筛查。首先要填写《防癌风险评估问卷》,然后通过高危人群评估模型对患常见的五种癌症的风险进行评估。如果评估结果提示为某种癌症的高风险人群,将邀请参加这种癌症的相应筛查。

**1 肺癌**
低剂量螺旋 CT

**2 乳腺癌**
40 ~ 44 岁者:乳腺超声检查,有可疑发现者加做 X 线检查;
45 岁以上者:乳腺超声 +X 线检查

**3 结直肠癌**
大便潜血检查和（或）结肠镜 + 指示性活检病理检查

**4 食道癌、胃癌**
胃镜 + 指示性活检病理检查

**5 肝癌**
腹部超声 + 甲胎蛋白（AFP 检测）+ 乙肝病毒表面抗原（HBsAg）检测

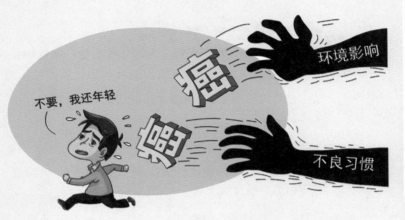

## ◎ 什么是肿瘤筛查重点监测人群？

一些个体或家庭成员有肿瘤发生高风险，属于肿瘤筛查重点监测人群。主要有以下几类人群：

☞恶性肿瘤家族史（尤其是多名亲属患同一种癌症）；

☞不良生活习惯（吸烟、酗酒、药物滥用、长期熬夜、挑食等）；

☞职业因素经常接触有毒有害物质；

☞生活环境遭受污染（化学污染、重金属污染、核污染等）；

☞遭受特殊致癌微生物感染（乙型肝炎病毒、艾滋病毒、人类乳头瘤病毒、幽门螺杆菌感染者等）等。

● 乳腺癌重点监测人群

①女性且有乳腺癌家族史（尤其是母亲和姐妹曾患乳腺癌）；

②女性月经初潮早（<12 岁）或绝经迟（>50 岁）；

③女性大于 40 岁仍未婚育；

④一侧乳房曾患癌的女性。

**检查方法：乳腺钼靶、乳腺彩超、乳腺 MRI、乳腺癌肿瘤标志物联合检测等。**

建议：乳腺钼靶 1~2 年检查一次，乳腺彩超每年检查一次，根据检查结果定期（三个月、半年、一年）复查。

● 宫颈癌重点监测人群

①有宫颈癌或其他肿瘤家族史；

②有宫颈炎、盆腔炎、附件炎、性病等宫颈慢性病史；

③早婚早育（<18 岁）、性生活不洁或过于频繁、多产、多次人流、本人或配偶有多个性伴侣；

④月经异常，如月经不调、痛经等；

⑤肥胖、吸烟、酗酒，大量食用腌、熏、油炸食品。

⑥高危型 HPV 持续感染

**检查方法：妇科检查、人乳头瘤病毒（HPV）、液基薄层细胞检测（TCT）、阴道镜检查、肿瘤标志物 SCC 检测等。**

建议：行 HPV 及细胞学 TCT 检查后，根据检查结果定期复查。

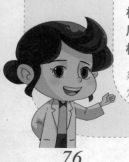

● **卵巢癌重点监测人群**

①有卵巢癌、乳腺癌或大肠癌家族史的女性；

②月经初潮早、未孕、晚孕、绝经晚的女性；

③长期服用雌激素或促排卵药物的女性；

④焦虑、抑郁、精神压力大的女性；

⑤长期接触放射物质、居住地区污染严重；抽烟酗酒、饮食脂肪含量高的女性。

**检查方法：妇科检查、阴道彩超、盆腔 CT、盆腔 MRI、BRCA 基因检测、肿瘤标志物 CA125、HE4 等。**

建议：每年一次妇科检查及阴道彩超，40 岁以上女性半年一次 CA125、HE4 血液学检查，根据检查结果定期复查。

● **前列腺癌重点监测人群**

①有前列腺癌家族史，尤其是父辈或兄弟中有人曾患过此病；

②经常接触 X 射线、亚硝胺、紫外线等致癌物；

③性生活长期不协调；

④）前列腺重度增生；

⑤45 岁以上的男性。

**检查方法：前列腺彩超、直肠指检、肿瘤标志物 PSA 检查、CT、MRI 等。**

建议：每年一次前列腺彩超及 PSA 血液学检查，根据检查结果定期复查。

● **肺癌重点监测人群**

①空气污染地区、长期吸烟（二手烟）者；

②有毒岗位工作如电镀车间工作者、水泥厂工作者、矿井工作者等；

③肺部结核、尘肺等慢性疾病患者；

④家族遗传、免疫力下降以及内分泌紊乱等内在因素。

**检查方法：胸部摄片、胸部 CT、肺癌肿瘤标志物联合检测等。**

建议：每年一次胸部低剂量 CT 检查，根据检查结果定期（三个月、半年、一年）复查。

● **胃癌重点监测人群**

①有胃癌、食管癌家族史者；

②有慢性萎缩性胃炎、胃息肉、消化道溃疡等病史；

③喜食烫、辣、熏烤、硬质等刺激性食物，有饮食不规律、长期缺乏新鲜蔬菜、饮食不洁等不良饮食习惯者；

④抽烟、酗酒，年龄大于 40 岁；

⑤抑郁、焦虑，精神压力大。

**检查方法：胃镜、胃蛋白酶原检测、幽门螺杆菌检测、肿瘤标记物联合检测。**

建议：胃镜检查，根据检查结果定期复查。

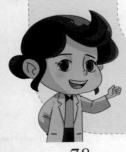

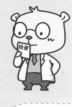

【医生提醒】

大便带血不要掉以轻心，应警惕大肠癌可能。

● 结直肠癌的重点检测人群

①长期高脂、高蛋白、高热量饮食；

②大于40岁，酗酒、喜食油炸食品、缺乏维生素及微量元素等；

③有溃疡性结肠炎、大肠腺瘤、大肠息肉等慢性结肠病者；

④有家族性腺病性息肉病、遗传性非息肉病性结直肠癌家族史者；

⑤长期便血、腹泻、便秘者。

**检查方法：肠镜、直肠指检、肿瘤标记物检测**（详见上述）。

建议：肠镜检查3~5年一次，根据检查结果定期复查。

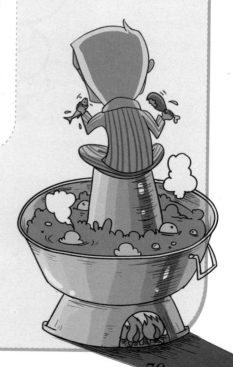

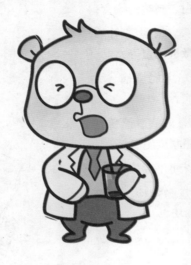

# 4

# 外科治疗篇

## 肿瘤外科治疗

肿瘤外科是指对于肿瘤的外科诊治。肿瘤的外科治疗是肿瘤治疗中最古老的方法之一，目前仍是治疗实体肿瘤最有效的方法和最重要的手段。人体肿瘤分为实体肿瘤和血液系统肿瘤，除了血液系统等少数肿瘤不适合外科治疗外，其余各系统的肿瘤，都可以不同程度地应用外科手术作为首要治疗手段。

## 肿瘤外科理念

随着对肿瘤认识的深入，肿瘤外科已经从以往的解剖学概念转变到涵盖了解剖学、病理生理学和免疫学的概念。

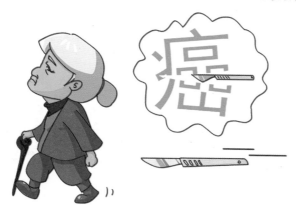

# 当前肿瘤外科治疗的理念

肿瘤的外科治疗绝对不是简单地把患者身体
内的肿瘤切除，而是包含了一系列外科有关
的基础、临床和康复理念。

## ◎ 当前肿瘤外科包括哪些理念？

随着对肿瘤认识的深入，肿瘤外科已经从以往
的解剖学概念转变到涵盖了解剖学、病理生理学和
免疫学的概念。

### ● 解剖学理念

解剖学理念是指只有熟悉解剖学、解剖变异，
才能对肿瘤正确地认识、诊治，手术才能成功，在
手术中如果不熟悉解剖结构就不能成功，简而言之
人体解剖学是肿瘤外科治疗的基础。由于肿瘤会沿
着淋巴、血液播散，完整切除就包括切除肿瘤原发
病灶及淋巴结的清扫等，所以，对术区解剖结构的
熟悉在手术中起着至关重要的作用。"庖丁解牛"的
故事就说明，解剖学熟悉之后才能熟练地完成外科
手术。同时也要认识到手术只是局部治疗，作用
有限。

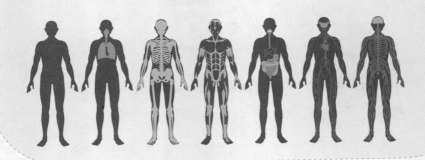

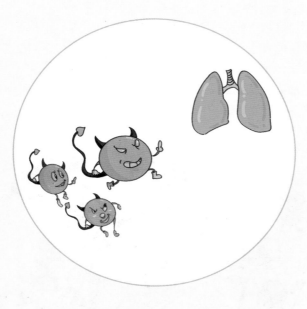

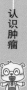

● 肿瘤生物学理念

肿瘤生物学理念是指掌握肿瘤病理生物学特性，是改善治疗效果的必要条件。恶性肿瘤基本生物学特性包括自主性、浸润性、转移性；肿瘤发展不同阶段特性包括：癌前病变、原位癌、进展期；不同肿瘤转移特性包括：淋巴转移、血行转移、跳跃转移、种植转移；肿瘤异质性特点包括：大体类型、分化程度、时空异质性。不同来源、不同类型肿瘤对于放化疗敏感性不同，也就是说，必须知道肿瘤的基本病理、生物学特性，才可能制定合理的治疗策略，从而改善预后。

● 免疫学理念

理解免疫学，是制定综合治疗策略的重要前提。如果说免疫力代表正，肿瘤代表邪，那么两者之间的关系此消彼长，此强彼弱，相互抗衡。在治疗肿瘤的过程中所说的扶正即是：增强免疫力可以预防肿瘤的发生，限制肿瘤扩散；金朝四大名医之首张从正的观点指出，各种邪气即是致病原因，提出了祛邪即是扶正的观点。而外科手术在完整切除肿瘤之外，还需要保护免疫力。

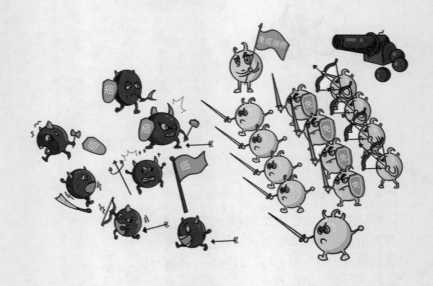

## ◎ 现代肿瘤外科的理念转变

基于肿瘤外科技术及理论的发展，现代肿瘤学的理念已经发生了转变，最基本的转变是局部观到全身观，已从最初对肿瘤局部疾病的认识发展到全身疾病的认识，认识到肿瘤会沿着淋巴系统、血液系统扩散转移，是全身性疾病。

第二个转变是从最初的单纯手术治疗到现在的综合治疗，既然恶性肿瘤是全身性疾病，单纯手术不能彻底解决问题，需行综合治疗，这就要求术前应多学科协作进行综合评估，术后需根据分期进行放疗、化疗，并且应定期行影像学检查随访。

第三个转变是巨创到微创的转变，既然是全身性疾病，一味扩大范围的巨创不仅不能改善疗效，还会增加并发症、降低术后生活质量，因此现代肿瘤外科提倡微创化理念，要求从手术的策略、手术的操作等方面在保证根治性的同时最大限度地降低创伤。现代肿瘤外科不光追求生存时间，也追求生活质量，患者的要求不只是活着，还要追求生活的质量和尊严。

基于肿瘤外科所涵盖的以上概念，我们的治疗决策应该遵循：

\* 综合解剖学、肿瘤生物学和免疫状态；
\* 符合根治性、安全性和功能性的原则；
\* 强调多学科协作共同制定治疗的决策。

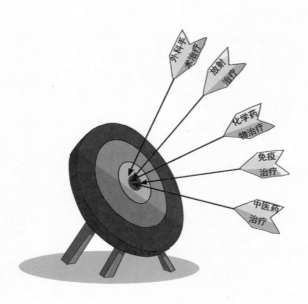

# 肿瘤手术的分类

肿瘤外科不是简单的把身体里面的肿瘤切除，根据肿瘤的性质、生长情况、病情严重程度、患者临床情况，有多种外科手术。医生会根据你的病情，选择合适的外科治疗策略。

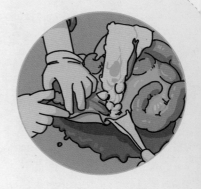

## ◎ 预防性手术

预防性手术是预先切除可能恶变的病灶，防止肿瘤的发生。大家熟知的某好莱坞女星由于携带乳腺癌1号基因突变（BRCA1），患乳腺癌和卵巢癌的概率比较高，她选择了在患癌之前切除双侧乳腺及双侧卵巢，这就是预防性手术。

有部分肿瘤是可以通过预防性切除来预防的，常见的有：

* 家族性腺瘤性息肉病（FAP），40岁后约一半会发生癌变，70岁以后100%癌变；

* 有溃疡性结肠炎8~10年病史的患者得结肠癌风险较高，但不是都要手术，需定期检查，若有可疑癌变需及时手术；

* 隐睾是睾丸癌的危险因素，早期行睾丸复位即可预防；

* 口腔黏膜白斑是癌前病变，和抽烟等恶习刺激黏膜上皮有关；

* 乳腺小叶重度不典型增生也有癌变可能；

* 多发性内分泌腺瘤综合征是一组有明显家族倾向的显性遗传性疾病，有多个内分泌腺发生肿瘤，如：甲状腺髓样癌、嗜铬细胞瘤等。

以上这些肿瘤都可以通过预防性手术切除来预防肿瘤的发生。

## ◎ 诊断性手术

诊断性手术是对于采用各种检查不能明确诊断的患者进行的探查性手术，包括探查术和活检术。例如，对于不明原因的腹水患者，经过 CT、腹水检查、脱落细胞学等检查仍不能明确诊断，可行剖腹探查术，对于可疑结节进行活检，明确诊断。探查术包括开放性手术如剖腹探查术、剖胸探查术及腔镜手术如胸腔镜、纵隔镜、腹腔镜等。

活检术包括细针穿刺活检及套针穿刺活检，对于表浅的包块可以采用细针经皮穿刺活检，对于内脏组织包块可采用套针直接插入肿块组织穿刺活检。

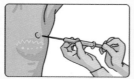

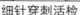

细针穿刺活检

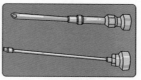

穿刺套针

## ◎ 根治性手术

根治性手术指完整切除原发灶及受累组织、区域淋巴结，无肉眼和镜下癌残留。根治性手术切除一是要求完整地切除原发灶及受累组织，保证足够的切除范围；二是清扫区域淋巴结，清除可能存在的转移或者微转移，区域淋巴结转移是病理分期的重要依据，对指导术后治疗有重要作用。

另外，在根治性手术中还有一个常用的术语：前哨淋巴结。什么是前哨淋巴结？前哨就是最前沿的哨兵，是肿瘤细胞随淋巴回流最先到达某个或某站的特定淋巴结。通过病理检查前哨淋巴结有无癌

活检术还有切除活检、咬取活检、切除活检。按照不切割的无瘤原则，应尽量采用完整切除活检的方式，比如一些表浅的小包块，尽量采用切除活检；若不可行，则切取活检、咬取活检与手术的间隔时间尽量短，减少肿瘤播散的可能时间，术中取活检快速冰冻病检是很好的方式。例如，对于乳腺包块性质不明确者，可以术中取组织快速冰冻病检，然后根据病检结果确定手术方式。

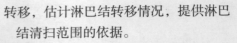

前哨淋巴结

转移，估计淋巴结转移情况，提供淋巴结清扫范围的依据。

近年来，随着对肿瘤病理生物学特性认知和肿瘤综合治疗水平的提高，手术技术的进步，对于部分肿瘤的手术开展了缩小范围、保全脏器功能或外观的根治术，称作功能保全性肿瘤根治术。例如：直肠癌超低位前切除、甲状腺癌功能性颈清术、肝癌不规则切除、乳腺癌保乳术＋放化疗，既保证了肿瘤的完整切除，又保留了器官的功能或外观。

## ◎ 姑息性手术

姑息性手术是指肿瘤范围较广，或已经有转移而不能作根治性手术的晚期患者，若有严重并发症、影响生活质量的明显症状，为了减轻痛苦、维持营养和延长生命，可以只切除部分肿瘤或者做些减轻症状的手术。例如局部不可切除的结肠癌，并发肠梗阻，可行造瘘术改善梗阻症状；局部不可切除的胃癌，不能进食时可做胃造瘘或空肠造瘘等以维持营养，为进一步治疗创造条件。

## ◎ 减瘤手术

减瘤手术指对于部分晚期肿瘤的患者，当减少体内癌负荷后，有利于提高放疗、化疗、内分泌治疗等其他方法的疗效、改善预后，可行原发灶、部分转移灶切除。临床上适合于做减瘤手术的肿瘤有卵巢肿瘤、软组织肉瘤及 Burkitt 淋巴瘤等。卵巢肿瘤及 Burkitt 淋巴瘤在巨大的肿瘤切除后，残存的肿瘤可应用放疗或化疗等能达到有效的治疗目的。对软组织的恶性肿瘤如恶性纤维组织细胞瘤、黏液脂肪肉瘤、横纹肌肉瘤等用手术将大的肿瘤切除，怀疑有残留的部位可应用放疗等方法达到局部控制的目的。

## ◎ 修复与重建

修复与重建是指手术切除肿瘤后需恢复器官的功能和外形，常常是根治性手术的一部分。例如，远端胃癌根治术后，行残胃 - 空肠或十二指肠吻合；乳腺癌切除后，行乳房重建；舌癌切除术后，行舌再造术。但是，不能为了修复与重建而随意缩小切除范围，例如，在做直肠癌手术时，为了便于吻合就缩短切除的距离，结果造成术后吻合口癌复发；而保乳手术，切缘阴性是刚性原则。

## ◎ 内分泌器官切除术

内分泌器官切除术是指对激素依赖性肿瘤，可通过切除内分泌器官使肿瘤缩小或降低复发率。例如晚期乳腺癌切除卵巢，称为卵巢去势，卵巢去势可以快速且可靠地使循环雌激素下降到绝经后水平，而且可以降低卵巢癌的风险；前列腺癌切除睾丸，称为睾丸去势，前列腺癌有明显的激素依赖性，当雄激素水平降低时，对前列腺癌的发展有一定抑制作用，而雄激素大部分是睾丸产生的，切除睾丸后，可降低体内雄激素水平，起到减小癌肿和缓解症状的作用。

# 肿瘤外科治疗原则

相同类型的肿瘤患者，发生在不同个体中，随病情严重程度、患者体质、医疗条件等多方面因素的考虑，外科治疗有不同的原则。肿瘤的外科治疗涉及严格的医学问题，并不是老百姓以为的一旦发现肿瘤，简单切除即可。

## ◎ 良性肿瘤的外科治疗原则

对于无癌变风险，不影响功能和美观的良性肿瘤，应该不考虑手术。若手术，则需完整切除，切除范围应包括肿瘤、包膜及少许周围组织；部分肿瘤还需考虑功能的保留，例如垂体瘤，垂体是身体内复杂的内分泌腺，若切除不完全，术后残留的肿瘤细胞仍会分泌相关激素引起相关症状，若术中伤及垂体，则可能引发一系列并发症，如尿崩症等。此外，手术切除的病灶须送病理检查，明确病理性质，避免经验主义。

## ◎ 恶性肿瘤的外科治疗原则

恶性肿瘤的外科治疗原则包括明确诊断、合理制定综合治疗方案、全面考虑，选择合理的术式，防止医源性播散的无瘤原则以及记录和术后随访。

### ● 明确诊断

恶性肿瘤的手术、放化疗等对患者的身心造成打击的同时，也对患者的经济情况造成很大的负担，因此术前必须明确诊断。明确诊断的原则是指：外科治疗前必须明确肿瘤的性质及分期，从而决定是否手术以及如何手术。性质可通过术前病检等明确，分期则通过 CT/MRI 等影像学检查进行评估，采用 UICC 的 TNM 分期系统进行，尽可能术前明确诊断，包括分子分型，根据诊断制订进一步总体治疗方案。

● 合理制订综合治疗方案

合理制订综合治疗方案的原则是指：根据肿瘤的病理类型、分期、分子分型及全身情况，由多学科协作（MDT），制订个体化、规范性综合治疗方案，而不是单纯地考虑手术或单纯放化疗。例如，术前发现早期病变可选择手术切除，局部较晚的病变则先新辅助治疗再手术切除，若术前发现远处转移则以非手术治疗为主的综合方案；对于术后的早期病变可定期随访及复查，局部较晚或有远处转移则须辅助综合治疗。现有的肿瘤治疗强调多学科协作讨论，制订个体化、合理化的方案，需要摒弃"唯手术独尊"的观念，手术仅是肿瘤综合治疗的手段与环节之一，也可能只是明确病理分期的手段。

● 合理选择术式

恶性肿瘤外科治疗须根据肿瘤生物学特性选择术式。例如对于以淋巴转移为主的肿瘤，应该清扫区域淋巴结，如乳腺癌、胃癌等；对于以血循环转移为主的肿瘤，则不用淋巴结清扫，如胃肠间质瘤等。在恶性肿瘤术式选择上还应保证足够的切除范围，遵循"两个最大"原则：最大限度切净肿瘤，最大限度保留正常组织，在完整切除肿瘤的同时尽可能保留器官功能或外观。恶性肿瘤外科治疗中，还需根据患者年龄、全身状况和合并症选择术式，例如，对于一个老年患者，须考虑其身体状况，评估是否能耐受手术，能耐受何种程度的手术。目前对恶性肿瘤的外科治疗在术式的选择上，已由最大可耐受逐渐转变为最小有效。

● 无瘤原则

无瘤原则是指应用各种措施防止检查、操作过程中癌细胞的直接种植或播散。那么什么行为可能造成直接种植或播散？例如：直接用手套接触肿瘤，可能导致种植，术中使劲挤压肿瘤可能促进血循播散。在操作中怎么才能避免直接种植或播散呢？

在侵袭性诊疗操作中：选择合适的操作方法，操作轻柔，避免机械挤压；活检时避免血肿形成，肢体癌瘤应用止血带阻断血流进行活检；活检术与根治术时间间隔衔接得愈近愈好，最好是在有冰冻切片的条件下进行。

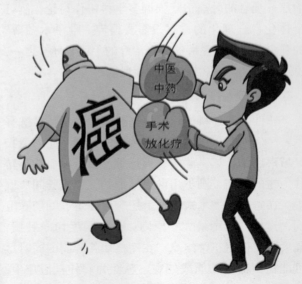

● 记录及术后随访

恶性肿瘤的治疗是长期的，随访是终身的，因此及时记录对于后续治疗、随访中的对比分析、治疗调整等非常重要。记录是指记录术中所见包括肿瘤大小、部位、形态、质地、侵犯范围、淋巴结清扫范围及数目等，以及病历记录包括体格检查、化验及辅助检查结果等；随访是指癌瘤患者终生定期随访：一般情况下，小于2年每3个月复查一次，2~5年内每6个月复查一次，大于5年每年复查一次，随访的内容包括：体格检查、实验室检查和影像检查。同时积累数据也有益于科学研究。

● 复发转移癌的外科治疗

虽是恶性肿瘤转移或复发，为疾病晚期，但我们仍应不轻言放弃，争取努力达到人瘤共存。如今对恶性肿瘤的治疗强调多学科多手段协作（MDT）。复发转移癌的外科治疗应综合考虑复发转移灶分子病理特点、疾病进展快慢、复发转移部位、寡转移与多转移、复发转移距初始治疗的时间、初始治疗的情况、患者的身体状况、经济状况与意愿、可及的医疗资源等。比如，结肠癌根治术后，复查发现肝转移灶，需要调整化疗方案，根据转移灶的大小、位置等决定是否手术。

● 肿瘤外科展望

总之，外科手术仅是肿瘤综合治疗的手段与环节之一，强调多学科协作共同制定肿瘤治疗决策，应综合解剖学、生物学和免疫状态制订个体化手术方案，肿瘤外科应符合根治性、安全性和功能性原则，同时不应放弃手术在复发转移病例中的应用。

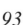

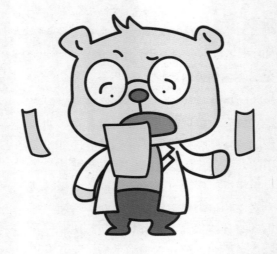

# 5

# 化疗篇

化疗即化学药物治疗，是一种利用化学药物（包括内分泌药物）杀死肿瘤细胞、抑制肿瘤细胞生长繁殖和促进肿瘤细胞分化的治疗方式。化学药物进入体内后很快分布到全身，既可杀灭局部的肿瘤也可杀灭远处转移的肿瘤，因此化疗是一种全身治疗，和手术、放疗一起，并称为癌症的三大治疗手段。

## 化疗的利弊

化疗会杀死肿瘤细胞，也会杀死正常细胞，患者会出现一些常人难以忍受的副作用。很多人为此惧怕化疗。医生会为你权衡利弊，如果化疗能让你生活很长一段时间，给你的生活来带新的希望，甚至让你逐步恢复健康，那么化疗带给你的效益远远超出它们带给你的不适感。不要轻信误区，把治疗问题交给医生，他会结合你的实际情况，为你权衡利弊。

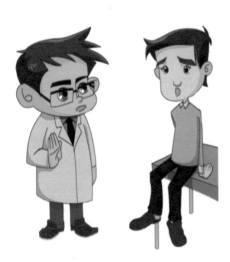

95

# 认识化疗

化疗是肿瘤治疗的重要手段之一，能让很多肿瘤患者存活很长一段时间。当然，化疗也会给患者带来令人不愉快的副反应，因此，进行化疗前，你需要了解什么是化疗，为挑战疾病做好心理准备。

## ◎ 化疗药有哪些类型？

化疗药物根据不同分类原则有如下分类：

（1）根据化疗药物的化学结构和来源可以分为以下几类：烷化剂，如环磷酰胺；抗代谢药，如5-氟脲嘧啶；抗肿瘤抗生素，博来霉素；植物类抗癌药，如长春新碱；激素，如皮质类固醇激素，雌激素；杂类如顺铂等。

（2）根据化疗药物作用机制可分为以下5类：

干扰核酸物质合成，影响 DNA 结构与功能，干扰转录过程和组织 RNA 合成，干扰蛋白质合成与功能，调节激素平衡。

| 作用机制 | 药物类型 | 代表药品 |
| --- | --- | --- |
| 干扰核酸生物合成 | 抗代谢药 | 吉西他滨，甲氨蝶呤 |
| 影响 DNA 结构和功能 | 烷化剂，铂类 | 异环磷酰胺，卡铂，奥沙利铂 |
| 干扰转录过程和阻止 RNA 合成 | 抗生素 | 丝裂霉素，博来霉素 |
| 干扰蛋白质合成与功能 | 植物碱类 | 紫杉醇，多西他赛 |
| 调节激素平衡 | 激素类 | 阿那曲唑，曲普瑞林 |

## ◎ 什么情况下可以使用化疗？

并不是每一位肿瘤患者都适合化疗，医生会根据你的病情，为你选择最佳的治疗手段。

（1）那些对化疗敏感、通过化疗可以完全控制甚至根治的恶性肿瘤，如造血系统恶性肿瘤：白血病、多发性骨髓瘤、恶性淋巴瘤等。

（2）化疗效果较好的某些恶性肿瘤，即癌症，如：绒毛膜上皮癌、恶性葡萄胎、生殖细胞肿瘤、卵巢癌、小细胞肺癌等。

（3）新辅助化疗/辅助化疗，实体瘤的手术切除和局部放疗前后的化疗，如乳腺癌、非小细胞肺癌、胃癌、结直肠癌等。

（4）与放疗联合对部分肿瘤进行根治性治疗，如头颈部肿瘤：鼻咽癌、喉癌、口腔癌等；胸部肿瘤：食道癌、肺癌；腹盆部肿瘤：宫颈癌、直肠癌、肛管癌。

（5）姑息性化疗，恶性肿瘤已有广泛或远处转移；实体瘤手术切除或放疗后复发或（和）播散者；恶性肿瘤不适于手术切除和放疗者。

（6）抢救性化疗，对化疗敏感的恶性肿瘤引起的相关症状，如上腔静脉压迫引起的头面部循环障碍以及呼吸困难、肿瘤引起呼吸道压迫引起的呼吸困难等情况，可先做急诊化疗以减轻症状，为后续进一步治疗赢得时机。

（7）癌性体腔积液，包括胸腔积液、心包积液及腹腔积液，可以采用腔内注射化疗药物控制积液。

请遵从医生的建议，正规诊治，不要道听途说，听信迷信，否者会贻误最佳治疗时机。

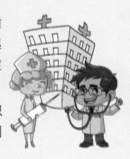

97

# 化疗的实施策略

对于一位肿瘤患者，医生会根据具体病情，决定是否采取化疗。如果要进行化疗，采取什么化疗方案等，都需要专业医生进行安排。把疾病的诊治放心的交给你的医生吧！

## ◎ 什么情况下禁用化疗？

并非每一位肿瘤患者都适合化疗。不适合化疗的肿瘤患者如下：

● 绝对禁忌证

* 疾病终末期（预计患者生存时间很短）；

* 孕期（前 3 个月），除非中断妊娠；

* 脓毒血症，指由感染引起的全身炎症反应综合征，临床上证实有细菌存在或有高度可疑感染灶；

* 昏迷。

● 相对禁忌证

* 患者一般情况差、年老体弱，无法耐受化疗者。

* 骨髓功能差，即我们的骨髓作为血液系统，生产红细胞、白细胞及血小板等能力下降；严重贫血；白细胞和血小板低于正常范围到一定标准。

* 肝肾功能异常者。

* 严重心血管功能障碍如心力衰竭、心肌梗塞，肺功能极差等肺功能障碍者。

* 大面积放疗、以往做过多程化疗产生耐药且经过更换化疗方案仍无效者、骨髓转移、严重感染、肾上腺功能不全、有严重并发症等慎用或不用化疗。

* 早期癌症（如原位癌和 I 期癌症）已经成功手术切

除的病例一般不需要化疗。

    \* 少数癌症本身对化疗药物不敏感，化疗难以取得预期疗效，采用其他治疗手段有可能使患者获益，如分子靶向治疗、免疫治疗、中医中药治疗等。

    \* 3 个月内的婴儿。

    \* 患者不能按时来医院治疗。

    \* 不能充分合作的患者。

## ◎ 什么情况下必须中断 / 停止化疗？

    化疗过程中，如果患者出现以下严重不适或并发症，需要立即中断 / 停止化疗。

    \* 频繁呕吐，影响进食或电解质平衡；

    \* 腹泻超过每日 5 次或者出现血性腹泻；

    \* 白细胞低于 $3 \times 10^9/L$ 或者血小板低于 $60 \times 10^9/L$；

    \* 心肌损害；

    \* 中毒性肝炎；

    \* 中毒性肾炎；

    \* 化学性肺炎或肺纤维化。

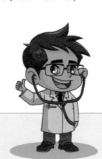
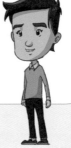

# 化疗的实施时机

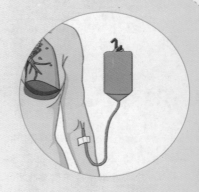

一位需要化疗的肿瘤患者，何时进行化疗也是需要医生进行评估的，而不是说随时都可以开始化疗，例如当你的白细胞非常低时，需要先提升好白细胞，才能开始化疗，否则会出现危及生命的感染。

## ◎ 新辅助化疗

新辅助化疗又叫术前化疗，是指在恶性肿瘤局部实施手术或放疗前应用的全身性化疗，目的是使肿块缩小、及早杀灭看不见的转移细胞。换言之，就是通过先做化疗使肿瘤组织缩小便于手术切除，或者使部分失去手术机会的肿块缩小后再获得手术机会的治疗方法。

> 新辅助化疗主要是用于某些中期肿瘤患者。对于早期恶性肿瘤患者，通常可以通过局部治疗方案如手术等治疗手段治愈，并不需要做新辅助化疗；而对于晚期肿瘤患者，由于失去了根治肿瘤的机会，通常也不采用新辅助化疗的方法。

## ◎ 辅助化疗

辅助化疗一般指的是在局部治疗（如手术、放疗、介入治疗）后的辅助化疗，其目的是减灭局部治疗后残余的肿瘤细胞以及小的转移病灶，减少肿瘤复发和远处转移的机会。换句话说，肿块虽然已经手术切除，但手术前可能已经发生目前检测不到的潜在转移病灶，或者有少量癌细胞脱落在手术伤口周围引起局部种植转移，通过化疗杀灭这些残余的癌细胞，以达到预防癌症复发和转移的目的。辅助化疗采用全身化疗较为常见，局部化疗也有应用。

> 辅助化疗在术后第 3 周进行（不宜超过 1 个月），辅助化疗不是根治性化疗，化疗强度适中即可，不宜过强，可先紧后松，多主张 4～6 周期化疗，但结直肠癌主张术后 8 周期（3 周方案）或 12 周期（2 周方案）。化疗结束后有计划地定期随访。

## ◎ 根治性化疗

　　根治性化疗是指化疗必须达到杀灭体内全部肿瘤细胞，即"完全杀灭"的概念。无论是医生还是患者，肿瘤治疗的理想结局或者终极目标就是根治肿瘤。最初恶性肿瘤根治的概念仅仅局限于手术根治，对于极早期肿瘤及少数类型的肿瘤如皮肤基底细胞癌，通过手术就可以治愈，术后不需要联合其他治疗手段就能达到根治。

　　20 世纪 70 年代初，由于经验的积累，肿瘤化疗在睾丸肿瘤、滋养细胞肿瘤以及儿童白血病已取得根治性疗效。所以，人们不再把肿瘤化疗只当是姑息性治疗手段，而是追求根治。有些对化疗药物敏感的恶性肿瘤，如白血病和恶性淋巴瘤、绒毛膜上皮癌和生殖细胞恶性肿瘤等，通过单纯化疗就有可能治愈，这种以癌症治愈为目的的化疗就称为根治性化疗。

> 对化疗敏感的肿瘤包括：小细胞肺癌、睾丸肿瘤、绒癌、滋养细胞肿瘤、儿童急性淋巴细胞性白血病、霍奇金病、淋巴瘤、多发性骨髓瘤等。这些肿瘤对化疗药物很敏感，因此应进行足量足疗程化疗。

## ◎ 姑息性化疗

大部分晚期恶性肿瘤，其癌细胞已经广泛转移，现阶段科技水平已经不可能治愈，化疗的目的主要是控制癌症的发展以延长患者生命，或者通过化疗提高患者的生存质量，这种化疗就称为姑息性化疗。姑息性化疗不必过分强调治疗的彻底性，应以反应小、痛苦小的治疗为选择。

目前，临床最常见的恶性肿瘤，如非小细胞肺癌、肝癌、胃癌、结直肠癌、胰腺癌、食管癌、头颈部癌的化疗疗效均不是特别满意。对此类肿瘤的晚期病例，已失去手术治疗的价值，化疗也仅为姑息性。治疗主要目的是减轻患者的痛苦，提高其生活质量，延长生存期。

## ◎ 同步放化疗

同步放化疗就是在放疗的同时，给予患者口服或静脉的化疗药物，用小剂量化疗加强放射治疗的效果。包括非手术患者同步放化疗、术前同步放化疗、术后同步放化疗。国内外的研究数据证实，在多种肿瘤如食管及胃肠道的肿瘤治疗中，同步放化疗比单纯放疗的疗效更优。

手术、放疗和化疗是恶性肿瘤的三大主要治疗手段。根据世界卫生组织（WHO）于1991年的统计资料，45%的恶性肿瘤可以被治愈，其中手术治疗占22%，放射治疗占18%，化疗占5%。既往认为，放疗和化疗应该分开进行（即序贯治疗），但近年许多研究证实，同步放化疗的疗效更好。

同步放化疗是直肠癌根治术后、胃癌根治术后、局部晚期肺癌、胰腺癌、头颈部恶性肿瘤等疾病的标准治疗手段。

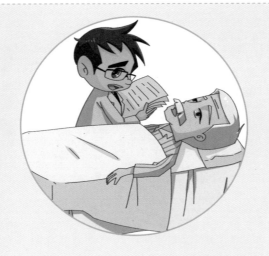

## ◎ 肿瘤急症的抢救性化疗

抢救性化疗又称冲击性化疗，基于肿瘤急症、化疗进展、支持疗法和监测技术的进步，临床逐渐出现以抢救治疗为目的的化疗，是针对肿瘤急症的一种新的化疗手段。

抢救性化疗要求的条件包括：

* KPS 评分 <30 分（患者功能状态评分标准，百分法）；

* 病情已处于危重阶段且属于初治病例，或未进行过规范化疗，对化疗很可能有效而对化疗的毒副作用估计能耐受；

* 化疗前必须征得患者及家属同意，尽量满足其要求再进行此项治疗；

* 必须由有经验的资深化疗专科医师来实施；

* 具体疾病如小细胞肺癌的脊髓压迫征、上腔静脉压迫综合征等危重病情，且对化疗敏感的疾病。

# 化疗的给药方式

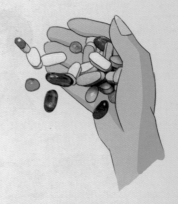

根据给药方法和途径不同以及给药后药物在体内和肿瘤区的分布不同划分为全身化疗和局部化疗。全身化疗是目前最常用和最基本的化疗方法，局部化疗可提高肿瘤局部的药物浓度，二者相互配合可发挥各自优势，提高疗效。

## ◎ 全身化疗

一般包括口服、肌肉注射和静脉注射等几种给药方式。

### ● 口服

需装入胶囊或制成肠溶制剂，以减轻药物对胃黏膜的刺激，并防止药物被胃黏膜破坏。

### ● 肌肉注射

将药液通过注射器注入肌肉组织内。适用于对组织无刺激性的药。需备长针头深部肌肉注射以利于药物的吸收。

### ● 静脉注射

①静脉推注

用注射器将少量或单一种类药品通过静脉注射给药。适用于刺激性比较小的药物。

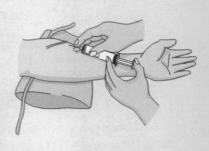

②中心静脉置管给药

一种以特制的硅胶管经皮肤穿刺置管于深静脉腔内（股静脉、锁骨下静脉、颈内静脉等）的输液途径，适用于外周静脉穿刺困难、需长期输液的患者，或输注药物对血管刺激性大。目前常采用外周中心静脉导管（peripherally inserted central catheter，PICC）置管式皮下埋藏式静脉泵技术通过中心静脉给药。PICC 管是指由肘关节处的外周静脉（贵要静脉、肘正中静脉、头静脉）穿刺置入中心静脉的导管，其尖端定位于上腔静脉或锁骨下静脉。中心静脉置管保护静脉血管的同时也减少了反复针刺给患者带来的痛苦。

### ③静脉滴注

又称"输液""点滴""静滴"，俗称"挂水"。将大量液体和药物通过输液管由静脉输入体内。滴注部位一般选择手背和上臂部的浅表静脉，也可在足背部静脉和大隐静脉输注。

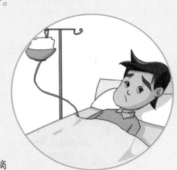

### ④静脉冲入

首先选择适宜静脉建立输液通路，待滴注通畅后将稀释化疗药液由滴管测孔冲入，随即冲入滴注液体 2~3 分钟，待药液冲入体内后，再恢复至原滴数。主要用于强刺激性药物非大剂量使用时，是预防药物外漏，减轻药物对静脉壁刺激的给药方法。

## ◎ 局部化疗

主要包括肿瘤局部的动脉内注射、应用小型灌注设备来进行区域灌注及腔内注射等。对于浓度依赖性的抗肿瘤药物，局部药物浓度是决定疗效的最关键因素之一。

### ● 动脉内化疗

### ①局部阻断化疗

如肢体灌注化疗、全腹灌注化疗。这需要引出局部供血的动脉和回流静脉，并阻断局部与其他部位的血液供应，引出的血管与体外循环泵连接，当启动体外循环泵时，局部或半身血液供应被完全隔离，再通过引出动脉注入化疗药。如下肢恶性软组织肿瘤常用这种方式来控制，以保全肢体。

②局部动脉灌注化疗

即插管介入化疗。采用手术，在医学影像设备的引导下（如X线）将特制的导管、导丝等精密器械置入肿瘤供血的动脉内，灌注抗癌药物或栓塞剂。

此治疗借助导管、导丝延长了医生的双手，不用切开人体组织，就可治疗许多过去无法治疗、必须手术治疗或内科治疗疗效欠佳的肿瘤疾病。具有不开刀、创伤小、恢复快、效果好的特点。大多用在肝原发性或继发性肿瘤的治疗。

● 鞘内化疗

用于治疗脑膜转移。对易于发生脑脊膜转移的肿瘤如急性淋巴细胞性白血病、非霍奇金淋巴瘤来说，也是预防措施。

● 腔内化疗

腔内化疗主要是指胸腔、腹膜腔、膀胱腔和心包内腔的化疗，一般选用可重复使用、局部刺激较小的抗肿瘤活性因子的药物，以提高局部化疗效果。

①胸腔内化疗

治疗恶性胸水可通过闭合的胸腔外穿刺置管后灌药或借助外科手段打开胸腔，在其内直接灌药达到杀灭肿瘤的目的。

胸腔积液
引流管
引流袋
注药三通接头

②腹腔内化疗

一般选择刺激较少的药物，以免引起腹痛和肠粘连。为了使药物更均匀分布，需先将药物溶解于较大量的溶液中，再注入腹腔。

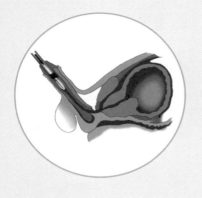
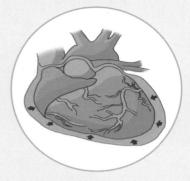

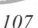

③膀胱腔内化疗

膀胱腔内化疗是膀胱癌特有的一种治疗措施，先将导尿管顺尿道插至膀胱，然后将化疗药物注入膀胱内，并使其在膀胱内保留 0.5~2 小时（具体药物时间不定）。

④心包内腔化疗

绝大多数恶性心包积液是转移瘤引起的，原发于心脏和心包的恶性肿瘤很少，多为间皮瘤。

● 经淋巴途径化疗

如盆腔腹膜外间隙置管化疗是在盆腔腹膜外间隙置管，将化疗药物直接注射到盆腔淋巴结周围，药物可分布到盆腔各组淋巴结，并从盆腔上升至腹主动脉旁淋巴结，有利于杀灭转移癌细胞，并不会引起注药局部正常组织的损伤。目前该法已用于妇科肿瘤淋巴结的转移治疗。

● 病灶局部外涂化疗

外涂化疗是指将药物直接涂抹在肿瘤部位。比如，皮肤癌患者可给予其 1%~5% 五氟尿嘧啶或 0.1%~0.2% 平阳霉素软膏局部外涂。

# 化疗的常见副反应

化疗除了杀死肿瘤细胞，还能杀伤人体正常细胞，引起诸多副反应的出现。有些副反应可能会让你极度不适，不过，请放心，医生会治疗你的副反应，减少它们带来的不适，让你感觉更舒适。

## ◎ 骨髓抑制

化疗药物在杀灭肿瘤细胞的同时，常常可引起白细胞及血小板降低、贫血，严重时可引起发热、感染、出血等情况，这种导致白细胞及血小板减少、贫血的毒副反应称为骨髓抑制，白细胞及血小板减少分别可以使用"粒细胞刺激因子及白介素-11"的药物帮助恢复白细胞及血小板数量，如出现发热及感染，可同时使用抗菌药物，在化疗后出现贫血情况较重的情况下，可以通过输血来纠正贫血。

## ◎ 胃肠道毒性

胃肠道毒性反应包括食欲下降、饮食量减少、恶心、呕吐、腹胀、腹痛、腹泻或便秘等。给患者带来的困扰最严重，可导致体重下降，并可能使患者拒绝继续化疗，影响治疗效果。因此，化疗期间必须使用止吐药物来减轻恶心、呕吐副反应，同时饮食应以易消化吸收的食物为主，使患者能坚持完成化疗，保证治疗效果。

## ◎ 过敏反应

部分化疗药物可引起过敏反应，其表现包括皮肤瘙痒、皮疹、头痛头晕等，严重时甚至可出现过敏性休克，因此在使用容易引起过敏的化疗药物前，需使用预防过敏的药物如"地塞米松"等防止过敏反应的发生，在化疗期间需密切观察，如出现过敏皮疹、瘙痒等身体不适，应立即停止使用，并给予抗过敏药物治疗。

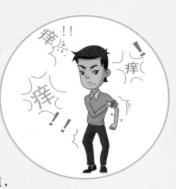

## ◎ 心脏毒性

部分化疗药物具有心脏毒性，患者可出现心慌、胸闷、气短等不适，心电图及心电监护可发现心跳增快或减慢、心律不齐等情况，如果发生上述情况时间长、症状较重，需停止使用该种化疗药物，并给予保护心脏的药物，如果患者合并有高血压、冠心病等情况，化疗期间保护心脏的药物和降压药都不能停止服用。

## ◎ 肝脏毒性

化疗药物所致肝脏损害，患者可出现恶心、食欲下降、腹胀、腹泻、右上腹疼痛等症状，肝功能检查可发现转氨酶升高，在化疗期间如出现明显转氨酶升高情况，应停止化疗药物，使用护肝药物。

有的中药对肝肾功能有损害，尤其是抗癌的中药，因此化疗期间最好停用中药。

## ◎ 神经系统毒性

化疗药物导致神经系统毒性，常见表现为四肢疼痛、麻木、针刺感、灼烧感、头晕、便秘、排尿困难等，目前对化疗药物的神经毒性没有特别有效的治疗手段，如上述神经毒性副反应较重，应停止该化疗药物，服用叶酸、B 族维生素等药物对化疗药物导致的神经毒性可能有一定的治疗作用。

## ◎ 免疫抑制

化疗药物可导致白细胞、淋巴细胞数量减低，损害患者的免疫系统，导致人体免疫功能下降，从而使得身体对疾病的抵抗力下降，容易发生各种感染，此时可适当应用如胸腺五肽等增强免疫力的药物，同时患者应加强营养，适当锻炼身体，提高对疾病的抵抗力。

## ◎ 肺毒性

化疗药物可导致肺的毒性，严重者可出现干咳、呼吸困难、气短、发热等，对于发生肺毒性反应的患者，应停止使用该药物，予以吸氧，并可给予抗生素等治疗，也可使用谷胱甘肽、维生素 E 等保护药物，以减轻肺毒性反应。

## ◎ 泌尿系统毒性

泌尿系统毒性主要表现为尿量减少、血尿，肾功能检查提示血肌酐升高，在使用可能导致肾功能损害的化疗药物时，患者应多饮水，使尿量比平时更多，为降低泌尿系统毒性反应，化疗前和化疗过程中需大量输液，并应用排尿的药物，使其化疗药物的代谢产物快速排出体外。

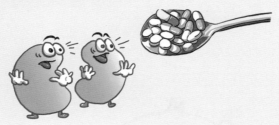

## ◎ 化疗后的康复管理

### ● 化疗后的饮食该注意什么？

化疗后根据患者的口味给予清淡易消化的饮食，少量多餐，鼓励多饮水，避免食油腻、粗糙、辛辣、怪味食物。饭前、饭后、睡前刷牙，以去除口腔异味，保持口腔清洁。

### ● 化疗后多久需要复查一次？

一般患者在完成每两个疗程化疗后，下一次化疗前，应复查CT、磁共振等检查，评价化疗效果。在完成所有疗程的化疗后，原则上刚开始每月复查，若无进展，逐渐延长复查间隔时间，每3个月、半年、1年复查，当然，具体的复查时间应根据病情、分期及复查情况，遵照医生的意见进行。

### ● 化疗后复查的项目有哪些？

化疗后应常规复查血常规、肝肾功能、电解质等了解化疗毒副反应情况，另外需复查血清肿瘤标志物、CT、磁共振、彩超，必要时行PET-CT等了解化疗效果。

### ● 化疗后的患者是否可以备孕？

化疗药物或多或少可能损害生殖系统，化疗后的患者在生殖功能恢复后，可考虑备孕，但为了本身及孩子的健康，不宜过早生育，何时可以受孕，应在专业医务人员的指导下进行。

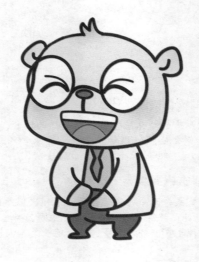

# 6

# 放疗篇

## 什么是放疗?

肿瘤放射治疗是利用各种不同能量的放射线抑制和杀死肿瘤细胞的一种局部治疗方式，放射治疗的主要作用是治疗恶性肿瘤，它与外科治疗、化学治疗共同组成了人类对抗恶性肿瘤的主要治疗手段。放射治疗除了可以用于恶性肿瘤之外，还可以治疗一些良性肿瘤和非肿瘤疾病。

## 放射线如何杀死肿瘤细胞?

放射线主要通过电离辐射对细胞DNA造成损伤从而杀死肿瘤细胞。而电离辐射可分为直接作用和间接作用。

电离辐射的直接作用：放射线直接与DNA发生作用。

电离辐射的间接作用：放射线与细胞中的其他原子或分子，尤其是水产生相互作用，产生自由基，并通过这些自由基损伤DNA。

放疗对所有肿瘤细胞都有效，但是每个细胞的放射敏感性不同，通常可分为放射敏感、中等敏感和放射抗拒的肿瘤。

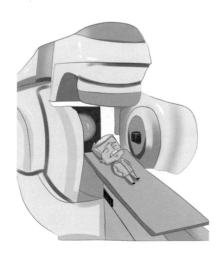

# 放疗的基本概念

放射线包括放射性同位素产生的 α、β、γ 射线和各类加速器产生的 X 射线、电子线、质子束及其他粒子束等。而我们临床上常用的射线包括 γ 射线、X 射线、电子线、质子束等。

## ◎ 如何控制照射野的范围？

放疗仪器上有一个设备，能帮助医生对患者的肿瘤部位进行定位，尽量减少对正常身体部位的照射。这一过程是通过安装在放疗机头上的多叶准直器（MLC）来控制放射野的形状，采用多对独立控制的光栅叶片，并通过旋转放疗机头，从不同的角度进行照射，使得放射野的范围和形状与肿瘤的体积和形状接近符合。

## ◎ 放疗对肿瘤细胞有哪些作用？

放疗对肿瘤的作用就是利用放射线产生的电离辐射来杀伤肿瘤细胞。在临床可治愈的约 45% 的恶性肿瘤中，放疗的贡献率约为 18%，仅次于手术的 22%。目前，肿瘤的治疗讲究规范个体化的综合治疗，常常需要结合手术、化疗、分子靶向治疗、免疫治疗等多种方式。

根据治疗目的及作用地位的不同，可将放疗分为根治性放疗、辅助性放疗、姑息性放疗。

## ◎ 放疗能根治肿瘤吗？

答案是肯定的。医生口头上常说的"根治性放疗"，顾名思义是以"根治、治愈、治好"为目的，通过放疗将恶性肿瘤细胞的数目减少至可获得永久的局部肿瘤控制的水平，多用于早期肿瘤中。比如早期鼻咽癌、声门型喉癌、前列腺癌、宫颈癌、皮肤癌等，通过单纯的放射治疗即可消灭肉眼可见的肿瘤，达到临床治愈。如果病程中病情发生变化，或者放疗相关不良反应较大，可能需要重新定位治疗目的，将根治性放疗转变为姑息性放疗或辅助性放疗。

## ◎ 什么是辅助性放疗？

对于大多数肿瘤，常常需要综合使用多种治疗方式，利用其各自的特点，取长补短，以期让患者获得更长的生存时间，更好的生活质量。也就是说，放疗只是肿瘤综合治疗中的一种治疗手段，它需要配合各种其它方式，所以就有了辅助性放疗的说法。

目前应用最多的就是放疗与手术、化疗的结合，当然还有其他如分子靶向治疗、免疫治疗、热疗等。放疗通过与手术结合，包括术前放疗、术中放疗或术后放疗，实现自己的价值。术前放疗，减少肿瘤负荷，将部分不可手术切除的肿瘤转为可手术切除；也可减少手术切除范围，起到保留器官功能的作用，比如可增加低位直肠癌的保肛率。术后放疗，可对手术残留的潜在肿瘤病灶起到补充作用，减少肿瘤局部复发和转移风险。放疗也可以与化疗结合，同步抑或序贯放化疗，不管哪种组合方式，多无外乎两种目的：一是增加放疗的敏感性，提高射线杀伤肿瘤的效应；二是两者互补，通过放疗作用于局部，化疗作用于全身，起到优势互补的协同作用。

# 放疗的基本方式

不同的肿瘤疾病，不同体质的肿瘤患者，不同的
放疗设备，医生进行的放疗方式是不同的。

### ◎ 二维放疗

最原始的放疗方法。医生通过模拟定位机透视，
确定肿瘤大体范围，然后用皮肤墨水在患者皮肤上
标记治疗范围。由于机器条件有限，只能做正方形、
长方形等简单规则照射野。这就使肿瘤周边很多正
常组织连累进照射区域。目前，该方法已被淘汰。

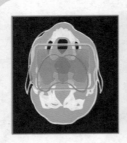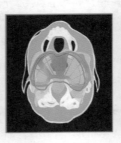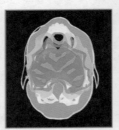

二维治疗　　　　三维适形治疗　　　　调强适形治疗

### ◎ 三维适形放疗

适形放疗的出现是为了克服普通放疗过多照射
正常组织的问题，它从多个角度照射肿瘤，而且每
个入射角度的射线轮廓都和那个角度所看到的肿瘤
形状相一致。在三维方向上的入射射线都能锁定病
变位置，最终的高剂量区也就适合肿瘤的形状了，
即"适形"放疗。

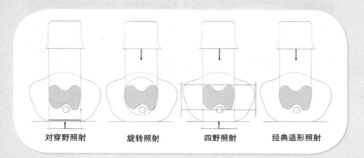

| 对穿野照射 | 旋转照射 | 四野照射 | 经典适形照射 |

## ◎ 调强放疗

调强放疗是 20 世纪末 21 世纪初发展起来的一项肿瘤放疗技术，与三维适应放疗的最大不同是通过改变照射区域内的射线强度，使靶区特别是不规则靶区获得与其形状一致的剂量分布，即高剂量的立体形态和肿瘤形态高度适形，降低周围正常组织的辐照剂量，从而提高放疗疗效，保护正常组织。

● 普通调强放疗

调强放射治疗（intensity modulated radiation therapy，IMRT）通过改变射野内的射线强度，使靶区内任何点都能达到理想的均匀剂量。通俗地讲，IMRT 不仅从照射野的三维几何上还从三维的剂量体积上拟合肿瘤的形状，以最大限度地将剂量照射到肿瘤区域而使周围正常组织接受最小辐照剂量。

● 螺旋断层放疗系统

螺旋断层放疗系统集调强适形放疗（IMRT）、影像引导调强适形放疗（IGRT）、剂量引导调强适形放疗（DGRT）于一体，是目前世界尖端的肿瘤放射治疗设备，其独创性的设计以螺旋 CT 旋转扫描方式，结合计算机断层影像导航调校，突破传统加速器的诸多限制，好比一

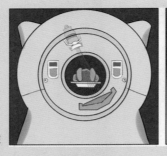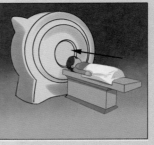

把能够精确控制、无创的放射"刀"，能够应用于身体任何部位、治疗最复杂的病例。

①脑部肿瘤：神经外科立体定向放疗手术。一次完成多个脑病灶多中心非共面治疗，弥补现有技术不足。

②头颈部肿瘤：如鼻咽癌，断层放疗最容易满足和实现RTOG（the radiation therapy oncology group，肿瘤放射治疗协作组）相关要求，适形度和均匀度都位居目前放疗各种手段榜首。

③乳腺癌、肺癌、间皮瘤：断层放疗提高了剂量的均匀性，大幅度减少正常组织照射量。

④腹腔肿瘤：断层放疗针对复杂的肝脏、胰腺肿瘤可行立体定向手术和根治治疗，同时能更好保护肾脏。

⑤中枢神经系统肿瘤：如全脑全脊髓照射避免了传统疗法的接野问题。

● 功能调强

解剖影像指导的调强放疗只反映静态解剖结构物理几何特性，虽然靶区内剂量分布均匀，但未考虑肿瘤内部不同区域如乏氧区的敏感性差异。PET、SPECT等功能性影像考虑靶区功能和代谢的动态生物特性，从而提出生物靶区（biological target volume，BTV）及生物适形调强放射治疗（biological intensity modulated radiotherapy，BIMRT）的概念。目前研究集中在肿瘤代谢显像和肿瘤乏氧显像指导的生物适形调强放疗两个方面。

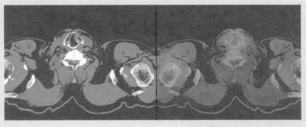

PET/CT 融合技术

● 呼吸门控技术

肺内的肿瘤在呼吸过程中有非常明显的位置移动，一些病例超过了 2cm。呼吸门控即是一种减轻呼吸运动影响的技术，是在呼吸周期的特定时相同步进行放疗；有两种类型：呼吸幅度门控和呼吸时相门控。相比 X 线等，由于质子的有限穿透性，呼吸门控对于质子放疗的潜在益处甚至更大。

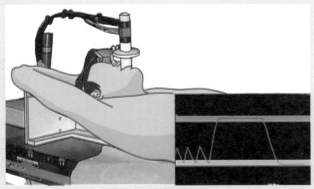

呼吸门控技术

## ◎ 立体定向放射治疗

立体定向放射治疗（stereotactic body radiation therapy, SBRT）一般指短疗程、分次剂量大的精确放射治疗模式。立体定向放射治疗对肿瘤组织有准确的剂量照射，给予肿瘤组织较大的杀伤，同时又明显降低对周围正常组织的照射；并通过计算机治疗计划系统，可对肿瘤组织实施一次性大剂量致死照射，像手术一样"切除"肿瘤，故称之为"放射线刀"。SBRT 的实现方式主要有 EDGE，X- 刀，γ- 刀，Cyber- 刀等。

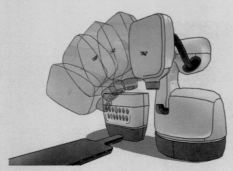

立体定向装置

## ◎ EDGE

EDGE Radiosurgery 系统是较新的一种先进的高性能直线加速器。它在治疗时结合 IGRT 等影像引导技术，剂量率每分钟可高达 2400MU，并以高达 10 毫秒的高频率实时动态追踪并锁定治疗过程中的肿瘤。EDGE 对全身各部位的实体瘤都有着较好的治疗效果，对多发性脑转移瘤等复杂治疗，只需要 10 分钟左右就能完成。

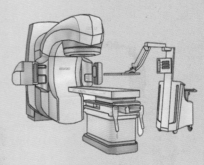

EDGE 系统

## ◎ 后装治疗

后装治疗，也称近距离放射治疗或管内照射，利用高剂量辐射对有限体积内的病变去进行治疗。实现方式是把空载施源器（硬管状、软管状或针状）放置在合适的位置，然后在有防护屏蔽的条件下利用机械控制的方法将放射源输入容源器进行放射治疗的技术。后装治疗主要应用在宫颈癌的治疗方面。

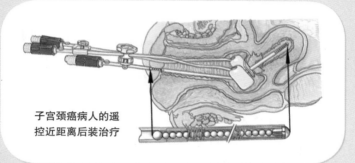

子宫颈癌病人的遥控近距离后装治疗

## ◎ 无治愈希望的肿瘤，放疗就不需要了吗？

当然不是了，与根治性放疗相反，姑息性放疗也是晚期患者很重要的治疗方法。一般又分为高姑息和低姑息，前者以延长生命为主，经放疗后使患者可带瘤生存一段时间，而后者是以改善患者症状为主要目的，往往不能起到延长生命的目的，如用于骨转移灶的止痛，缓解肿瘤导致的进食梗阻或脊髓压迫，减轻脑转移灶的头痛等。同样，低姑息和高姑息也不是绝对的，在放疗的过程中根据病情可及时调整方案，如果高姑息治疗很有效，可改为根治性放疗；低姑息治疗有效，改为高姑息放疗。

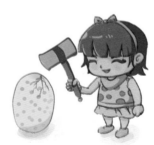

# 放疗常见的副反应

放射线能够杀死肿瘤细胞，也能损伤正常细胞，影响人体组织和器官的功能，导致副反应的出现。不过，请放心，医生会帮助你处理这些副反应，让你感到更舒适。

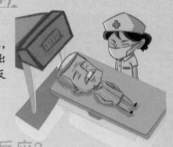

## ◎ 放疗为什么会出现副反应？

　　放射治疗使用的高能射线穿透能力很强，能穿透人体各种组织到达肿瘤部位，当射线通过多个方向穿透人体，聚焦在肿瘤部位，达到一定剂量时，就能杀灭肿瘤细胞。穿过人体的射线虽然能量小一些，但也会不同程度的损伤相应组织，达到一定程度就会有副反应出现。离肿瘤越近的正常组织，剂量越接近肿瘤组织，损伤就越大，副反应越明显，反之亦然。当然，出现副反应的程度也受多种因素的影响，如正常组织的位置、功能、组成成分、密度、个体敏感性差异等。

## ◎ 放疗后口干是怎么回事？

　　正常人有三对较大的唾液腺，包括腮腺、颌下腺、舌下腺，另外口腔壁上还有一些小唾液腺。虽然腮腺体积最大，但是分泌唾液的主力是颌下腺，约70%的唾液为颌下腺分泌，25%为腮腺分泌，5%为舌下腺分泌。唾液可以保持口腔湿润，有利于吞咽和说话，还能帮助消化食物。而放疗引起的口干通常出现在头颈部恶性肿瘤的患者。

　　因为这部分患者在接受了较高剂量的放射线后，

唾液腺的腺细胞就"停产"了，无法分泌足够的唾液，这时候唾液就会变得少而黏稠，患者的体会就是口干。这种副反应在放疗中就会开始出现，并且可能伴随终生。

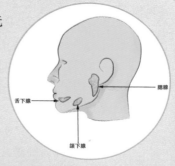

腮腺

舌下腺

颌下腺

◎ 如何缓解放疗后的口干？

目前还没有很好的方法可以让唾液腺的分泌功能恢复正常，但可以通过以下的一些方法让口干症状减轻：

（1）选择更先进的放射治疗手段，比如螺旋断层放疗（TOMO），调强放疗（IMRT），三维适形放疗（3D-RT）等，尽可能的发挥这些放疗的优势，避免唾液腺受照射剂量过高。尽量避免使用直接对穿照射的二维放疗技术；

（2）在放疗过程中坚持少量多次饮水，多吃一些含维生素丰富的食物，如蔬菜、雪梨、西瓜。服用菊花茶、金银花茶、麦冬茶、胖大海、银耳等滋阴生津之物；

（3）忌辛辣食品、烟酒、大补之药（如人参等）；

（4）放疗过程中注意口腔卫生，多漱口，开始出现副反应时，积极接受口腔局部治疗；

（5）放疗中可使用辐射防护剂：如氨磷汀等。

◎ 放疗后为什么会出现张口困难？

正常人的张闭口动作是依靠口腔颌面部肌肉群的协调收缩和松弛，带动下颌骨运动来完成的。当头颈部恶性肿瘤患者接受放疗后，如果面部肌肉和

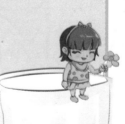

**123**

（或）颞颌关节腔接受了较高剂量的照射，这些组织的细胞因为不能再生，就会选择让纤维母细胞来修复损伤，从而形成纤维组织，也就是面部肌肉和（或）颞颌关节纤维化。一旦纤维化达到一定程度，我们的张闭口、咀嚼、吞咽和言语等动作就不能顺利完成了。

因为纤维化的形成是一个慢性的过程，所以张口困难通常出现在放疗后半年至数年，而且一旦发生就很难逆转，我们可以通过放疗期间及放疗后长期的张口锻炼来预防张口困难的发生。

## ◎ 放疗后为什么会出现耳鸣、耳闷、听力下降？

放疗后中耳及内耳的毛细血管通透性增加，容易发生咽鼓管的水肿反应（渗出及充血），导致咽鼓管的管腔闭塞，渗出液无法被引流出去，就会出现中耳积液。同时，咽鼓管的微血管、组织膜、软骨周围肌肉等结构也会慢慢的纤维硬化，导致鼻咽粘连，阻断了鼻咽与中耳的畅通，导致分泌性中耳炎。放射性中耳炎通常表现为听力下降、耳痛、耳闷或闭塞感、耳鸣等，常出现在头颈部恶性肿瘤患者放疗中及放疗后，尤其是鼻咽癌的患者，发生率约 50%～75%。

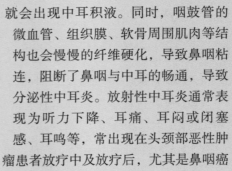

中耳积液

放疗中及放疗后坚持鼻腔冲洗、鼻腔清理等措施可以显著减少放射性中耳炎的发生率。如果已经发生了放射性中耳炎，一般以局部治疗为主，常用方法为鼓膜穿刺抽液，然后注入药物治疗；如无好转可行鼻内镜下咽鼓管置管术；严重的可考虑咽鼓管成型术。

## ◎ 放疗后都会脖子硬吗？

在头颈部肿瘤（如鼻咽癌、舌癌、喉癌等）放疗后，有的患者会出现短暂的斜颈、呛咳、牙关紧闭、颈部疼痛等，因为症状轻微，易被忽视；后期渐渐感到颈部疼痛持续、颈部僵硬、活动困难，甚至出现皮肤肌肉萎缩变硬呈"皮革"状等。临床上称之为放射后颈部纤维化。它往往出现于放疗后的1~2年，和颈部肌肉、软组织受到射线照射后，出现退行性改变有关。其发生与颈部照射的范围、剂量大小、所选择的照射方式、治疗时的防护和锻炼都有密切的关系。使用更精准的放疗方式，做好皮肤防护和颈部功能锻炼，是可以从很大程度上避免或减少副反应的。所以并不是所有患者放疗后都会脖子硬，大可不必谈放疗而色变。

## ◎ 怎样避免放疗后颈部纤维化？

首先，必须做好照射野皮肤保护，做到"三避免一注意"，即在放疗中和放疗后半年内避免使用肥皂、沐浴露、化妆及护肤品；局部避免暴晒、冷热敷、搔抓皮肤，控制洗浴水温；穿着宽松纯棉低领衣物，以减少颈部皮肤摩擦。其次，患者每天要坚持进行头颈部锻炼，如张闭口训练、转动颈部等，在放疗结束半年后，还可以加上颈部按摩保健等，整个颈部锻炼需长期坚持至少3年以上。

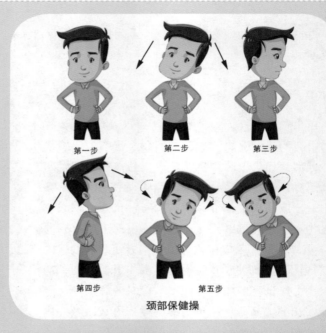

第一步  第二步  第三步

第四步  第五步

颈部保健操

## ◎ 放疗后吞东西痛是怎么回事？

在肺癌、食管癌、乳腺癌、纵隔淋巴瘤等患者人群中，接受放疗后，常常会出现喉咙痛、吞咽不适、进食梗阻的现象。这是由于食道鳞状上皮对射线比较敏感，容易伴发放射性食管损伤，主要表现为吞咽不适、胸痛、呛咳、"烧心感"等；后期部分患者还可出现食管僵硬、狭窄并发食管瘘等，此时患者可感到吞咽进食困难、呛咳并易出现反复发热。

读者朋友不必感到恐慌。首先，并不是所有接受胸部照射的患者都会出现放射性食管炎，像乳腺癌、周围型肺癌等距离食管位置较远的肿瘤，放疗后可以没有或仅有很轻微症状。其次，即使是食管癌或肺门肿瘤、纵隔淋巴瘤等患者，放射性食管炎的发生和严重程度，也与所选择的照射方式和食管所遭受的照射剂量密切相关。越是精确的放疗方式（例如 TOMO 放疗、调强放疗、立体定向放疗等），放疗时对正常食管组织保护越好，放射性食管炎发生几率和严重程度也会越低。

## ◎ 怎样做能减轻放疗后的吞咽痛呢？

一般来说，医生会建议患者在放疗过程中以及放疗后 2~3 个月内，尽量进食温冷半流质，做到少食多餐；注意进食的温度、速度、避免进食过快、过多等。总而言之，就是避免一切可能造成食管刺激的因素。当出现放射性食管炎时也不必恐慌，医生会使用一些黏膜保护剂、中药方剂、激素等减轻症状，出现食管瘘或食管狭窄时还可根据情况安置食管支架。

## ◎ 放疗后为什么会咳嗽、气喘？

接受了胸部照射的患者，较易出现咳嗽、气喘的症状，临床称之为放射性肺炎。它是由于正常肺组织在受到放射性损伤后，出现的非细菌性炎症反应，分为近期和远期反应两个阶段。近期反应多发生在放疗结束后 1~2 个月内，多表现为刺激性干咳、气促、胸痛、喘息等，合并感染时可伴有发热。近期反应有的可自行消退，有的会逐步发展形成肺纤维化，而引起远期反应。远期反应多发生于放疗后 9~12 个月以后，当肺纤维化逐渐进展，影响肺功能，可导致肺心病、呼吸衰竭等。原有肺部疾病，如急性支气管炎、肺炎、慢性支气管炎、慢性阻塞性肺疾病等，可增加放射性肺炎的发生风险，而曾接受过胸部照射的患者，再次放疗出现放射性肺炎的概率将更高。

## ◎ 怎样减少和预防放射性肺炎？

放射性肺炎的防治，仍然是"防"大于"治"的，因为肺纤维化一旦形成便难以逆转。首先就是根据病情，尽量选择更精准的放疗方式，严格控制肺部放射剂量。其次，合并有肺部感染的患者需延迟肺部放疗，必须先积极控制感染。而后，当出现放射性肺炎时，尽早给予激素治疗可使早期反应消退，从而避免出现晚期反应。此外，放疗过程中增强免疫，预防感染也是减少放射性肺炎风险的必要措施；吸氧可以改善肺部氧合，降低放射性肺炎的发生风险；中药方剂也能一定程度上预防和改善放疗副反应。

## ◎ 放疗后胃肠道反应有哪些？

部分腹部肿瘤在放疗后可能有如下胃肠道反应：如食欲不振、恶心呕吐、腹胀腹泻、便秘等，主要为胃肠道黏膜细胞的耗减及功能缺失，使黏膜屏障崩溃，产生大量炎性因子，早期表现为急性胃肠炎，晚期表现为慢性溃疡、纤维化。小肠最为敏感，其晚期反应多为放疗后 1~2 年，甚至数年，可表现为腹绞痛、脂肪消化不良、腹泻便秘等。

## ● 食欲不振

**处理**

①少量多餐，可选择面包、米糊、酸奶、水果等小点心加餐；

②食物颜色尽量丰富；

③烹调方式尽量多样，盛放容器尽量精致小巧；

④保持愉悦的心情。

## ● 恶心、呕吐

**处理**

①呕吐时卧床头偏向一侧有利于呕吐物的排出；

②吐后用清水或淡盐水漱口，避免口腔残留胃内容物激发下一次呕吐；

③避免过冷过热、油腻、辛辣、有强烈气味的食物，也不要急于进补；

④胃部有明显的饱胀感时应停止或减少进食，少食多餐，在呕吐的间期慢慢进食；

⑤进食前后尽量少饮水，汤水和食物分开吃，餐后不要立即躺下；

⑥呕吐严重无法进食，可与医生沟通予以药物治疗、静脉补液；

⑦经常漱口保持口腔的卫生清洁。

## ● 腹胀、腹泻

**处理**

①腹胀时多揉腹部促进胃肠蠕动；

②可食用少量活性菌饮料或药物；

③避免食用易产气（豆类、萝卜等）、高纤维（芹菜、玉米等）、刺激性（碳酸饮料、辣椒、酒精等）的食物；

④避免饮食大量汤水饮料；

⑤腹泻时则选用低渣清淡食物（冬瓜、土豆等），及时补充水分、盐分；

⑥必要时可能需要禁食；

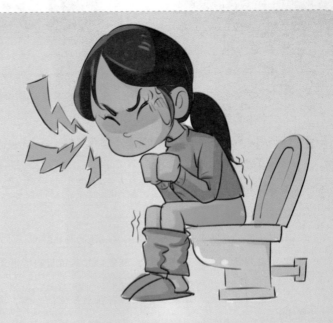

⑦及时告知医生，加用调整胃肠功能等药物。

● 便秘

处理

①不吃易产气、高蛋白、刺激性及难以的消化食物；

②选用纤维含量高的食物（蔬菜、水果、全谷类等）；

③多饮汤水及蔬果汁；

④按摩腹部，刺激肠道蠕动；

⑤适量活动，保持愉悦的心情。

## ◎ 放疗后为什么会出现皮肤疼痛破损？

放射性皮炎是放疗中和放疗后经常遇到的问题，好发于颈部、腋下及腹股沟等皮肤薄嫩和多皱褶的部位。根据发生的时间分为急性反应和晚期反应：早期反应一般于放疗开始后的 1~4 周，表现为红斑、干湿性脱皮及色素沉着等，一直持续至治疗后的 2~4 周；晚期反应是由于皮肤真皮的损伤，通常出现在放疗结束的 3 个月后，主要表现为皮肤的萎缩、纤维化。放射性皮炎的发生除了与局部皮肤的解剖相关，还与照射的剂量、疗程时间、外界气候条件及患者的自我保护等相关。

## ◎ 放疗中如何保护皮肤？

放疗中保护皮肤的方法有：

①着柔软宽松，吸水性强的全棉或丝质衣服，保持皮肤局部清洁干燥；

②避免粗糙过紧衣物摩擦，禁用粗、硬毛巾擦洗，用温水或柔软毛巾轻轻沾洗；

③不粘贴胶布，照射野皮肤禁止剃刮毛发，宜用电动剃须刀；

④避免使用剃毛剂、除臭剂、香水、化妆品等，避免肥皂、碘酒、酒精刺激；

⑤避免冷热刺激如冷热敷，避免直接日晒、紫外线、红外线、激光照射；

⑥切忌用手抓挠和剥去脱屑之皮，修剪指甲，以免睡眠时抓挠皮肤引起糜烂；

⑦加强营养，提高机体抵抗力；

⑧妥善处理伤口及切口，尤其是接近软骨及骨组织的伤口，必须在伤口愈合后才能治疗。

## ◎ 放疗中骨髓抑制是什么？

● 放疗对血象的影响是什么？

造血系统对放射线高度敏感，部分患者在放疗中可出现外周血象下降，原因是放疗时骨髓内各种

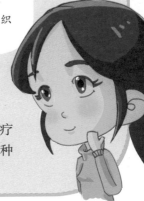

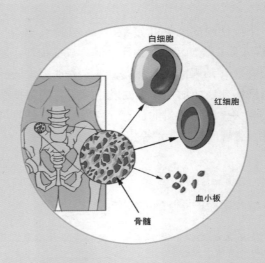

白细胞

红细胞

血小板

骨髓

造血细胞的分裂繁殖受到抑制，向周围血中释放的成熟细胞（包括白细胞、红细胞和血小板）减少，射线对生成这三种细胞的前体细胞的放射敏感程度是一样的，而白细胞和血小板的寿命很短，因此外周血中计数很快下降，而红细胞的生产时间很长，贫血出现较晚。

● 放疗中血象下降有什么表现？

患者接受放疗时，尤其是照射较大范围放疗，如全肺放疗、全骨盆放疗、全腹放疗。造血系统受影响导致全血细胞下降，下降到一定程度就会对人体产生影响并有一定的危害，如患者自觉全身乏力，严重时伴发热，甚至有出血。

● 如何应对放疗中的血象下降？

放疗期间应每周检查血象一次。

当白细胞小于 $3 \times 10^9$/L，血小板小于 $70 \times 10^9$/L 时应暂停放疗，升血对症治疗，血象恢复后再开始治疗。不过，当放射野较小或放射野未包括造血系统时，如颈部的放疗、四肢软组织的放疗，如果白细胞在小于 $3 \times 10^9$/L，但大于 $2 \times 10^9$/L，血小板小于 $70 \times 10^9$/L，但大于 $50 \times 10^9$/L 时，仍可继续放疗，但应严密监测血细胞的变化。

　　单纯放疗一般不易引起明显的血象下降，下降的多少与照射野大小、部位等因素有关。放疗中应加强饮食营养，促进造血功能，进食食物宜高维生素、高蛋白。升高血象的药物，如升白细胞药物粒细胞刺激因子、生血宝合剂、咖啡酸片、白介素 -11 等。白细胞下降明显者注意预防感染，血小板减少者注意有无出血向，防止损伤。对于血象下降严重者，应停止放疗，及时纠正，并用抗生素预防感染。

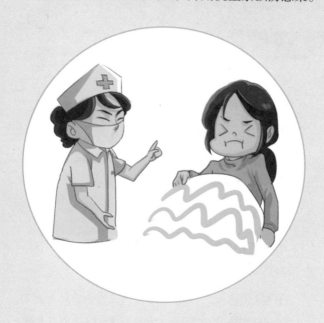

# 放疗的康复管理

放疗会让你的身体出现不适，因此要学会一些调节生活的方法，例如适当的锻炼、富有营养的饮食、规律作息、注意保暖防寒等。通过这些有益的生活方式的调整，会让你适应放疗，放疗后身体很快充满活力。

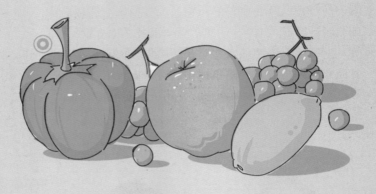

## ◎ 放疗后我们应该吃什么？

总的来说，放疗后的饮食应以新鲜、清淡、高营养、易消化为主。如宜多吃一些鱼、肉、蛋、奶、五谷杂粮、新鲜蔬菜、水果，少吃或不吃盐腌制、熏制、油炸的食物，不吃烤焦的、发霉的食物，禁烟、酒。

由于所患疾病和放疗部位的不同，出现的症状不同，饮食选择也有差异。如：

①患者有恶心、呕吐症状时，可在食物中加点姜汁。

②味觉下降时可增加食物的色、香、味来刺激食欲。

③贫血的患者可选择含铁丰富的食品。如猪血、动物的肝脏、番茄、菠菜、芹菜、红枣、橙子等。

④鼻咽癌等头颈部肿瘤患者放疗后常出现口干，建议以汤水较多、生津止渴、质地细软、滋味清淡的食物为主，如绿豆、梨、西瓜、藕汁、芦笋、绿茶、乌梅、香蕉、枇杷等。

⑤如果有吞咽困难，可以吃一些冷食或多饮水来缓解。

⑥食管癌患者放疗时应注意以下"四度"，即食物的温度（温凉饮食）、硬度（流质、半流质或软食）、进食的速度及量度（少食多餐）。

⑦部分放疗患者会出现便秘，应适当加强活动，多食新鲜蔬菜、水果及其他富含纤维素的食物，如香蕉、蜂蜜、花生等。

⑧若出现腹泻或腹胀，多为腹部放疗刺激肠黏膜引起肠蠕动加快所致，此时宜食用易消化、少油腻的食品，少食含纤维素多的食品及黏腻、寒凉食品。必要时可加用调节肠道菌群药物，如腹泻严重还需静脉补液支持，若继发感染，还需针对性应用抗生素。腹胀还需注意可能发生的肠粘连，甚至肠梗阻，若出现需及时就诊。

## ◉ 放疗患者还会复发吗？

肿瘤的复发（不管是恶性肿瘤还是良性肿瘤）是目前医学家和科学家们正努力研究并着力攻克的难点，因发生机制复杂，仍有许多问题亟待解决。就目前研究来看，其主要与遗传、环境、肿瘤部位、类型、期别、患者情况、治疗是否规范等综合因素相关。所以目前而言无法保证每位患者在接受放疗后不再复发。

不过，放疗却能显著降低某些肿瘤患者的复发率。如乳腺癌术后高危患者，接受放疗后复发风险降低了75%，延长了患者的生命，同时大大提高了生活质量，给患者带来了实实在在的好处。

## ◎ 放疗患者多久复查一次?

一般来说,若无特殊情况,患者在放疗结束后1个月需返院复查第一次,若症状稳定且无其他治疗时,可3个月后再返院复查,放疗结束后2年内每3个月复查一次,第3~5年每6个月复查1次。5年以后每1年复查一次。

但是需要强调的是,若在此期间有任何不适症状,应立即返院就诊,以免延误病情。

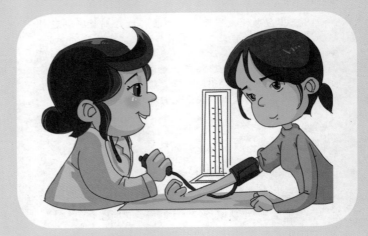

## ◎ 放疗患者复查的项目是什么?

复查的项目包括一般项目和特殊项目。

一般项目为大多数患者每次入院后均需要进行的常规检查,包括:患者症状的汇报、基本的查体、血常规、凝血功能、肝肾功能、肿瘤标志物是否异常、大小便情况、心电图、胸片/胸部CT、腹部及淋巴结彩超、头颅MRI、骨ECT,必要时PET/CT等。

特殊项目为不同肿瘤的专科检查项目,例如:

①鼻咽癌患者复查时还需完善 EB 病毒、鼻咽镜、鼻咽部 MRI；

②乳腺癌患者检查性激素、乳腺彩超、钼靶，必要时妇科彩超等；

③胸部肿瘤患者检查心脏功能、肺功能、心脏彩超及心肌酶谱了解心脏情况，必要时纤维支气管镜检查；

④腹部及妇科肿瘤患者还需检查腹部及盆腔 CT/MRI、阴道镜＋活检、妇科检查、彩超等；

⑤若患者患有乙肝，还需检查乙肝病毒 DNA。

总之，因患者病情不同，具体检查项目建议听从主管医生安排。

## ◎ 放疗是否诱发肿瘤？

随着放疗技术的发展，肿瘤患者通过放射治疗可获得更长的生存期。然而在肿瘤治疗前，部分患者因担心放疗诱发第二恶性肿瘤而对其望而却步。

放疗诱发第二恶性肿瘤定义为：患者有明确的放疗史；肿瘤病灶必须在既往放疗照射范围内；放疗与诱发肿瘤之间一般有 4 年以上的潜伏期；病理活检证实非既往肿瘤复发或转移。

我们是否需要因为担心放疗诱发第二恶性肿瘤而拒绝使用放射治疗呢？尽管人们都接触各种致癌因子，但并不是每个人都发生肿瘤，据研究报道，接受放疗后的 25 年中，继发恶性肿瘤发生率不足 10%，这很大程度上与遗传因素和环境因素有关。从获益与不良反应比分析来看，绝大多数肿瘤患者可以从放射治疗中获益，其治疗作用远大于其致癌的不良反应。此外，放疗医师也将从严格掌握放疗的适应症、放射剂量和部位，让患者安全的接受放疗。

# 头颈部肿瘤放疗康复训练

放射治疗作为头颈部肿瘤的重要治疗手段，随着放疗技术的发展，头颈部肿瘤患者生存率明显提高，如何提高患者放疗后的生存质量成为关注的焦点。常见放疗的不良反应包括张口困难、颈部纤维化、鼻腔感染等，这些不良反应可通过康复训练恢复。

## ◎ 张口训练操

头颈部肿瘤患者，接受放疗后，康复的张口训练操步骤如下：

①预备式　可采用坐式或站立式，两足分开，全身放松，两手叉腰；

②深呼吸运动　用鼻深吸气，张口呼气，重复 5～10 次；

③点头运动　头向前、向后点头各 2 下，向左、向右各点头 2 下，2 下为 1 次，反复练习 5～10 次；

④侧头运动　头向侧方最大程度转动，每次 8 组，每组 4 次；

⑤旋转运动　颈部肌肉放松，然后 360° 转动，每次 8 组，每组 4 次；

⑥鼓腮　闭住口唇用力吹气，使腮部鼓起，持续 10 秒，每日 3 次，每次不少于 20 下；

⑦叩齿、舔牙周　上下牙齿轻轻叩打，然后用舌头舔牙周 360°，每次 4 组，每组 4 次；

⑧咽津　每日做吞咽动作 10～20 次（也可做饮水动作）以减轻口舌干燥，运动舌头、牙齿、腮部的肌肉，防止吞咽困难；

⑨张口训练　将口张至最大限度，每次 8 组，每组 4 次；

⑩下颌骨运动　张开下颌骨左右运动，每次 8 组，每组 4 次；

⑪按摩腮部　用手掌大、小鱼际按摩腮部，每次 8 组，每组 4 次。

◎ 鼻腔冲洗

　　鼻咽部放射治疗后局部免疫功能低下，可诱发鼻腔、鼻咽部感染，通过有效的鼻腔冲洗可减少发病率。具体操作如下图：

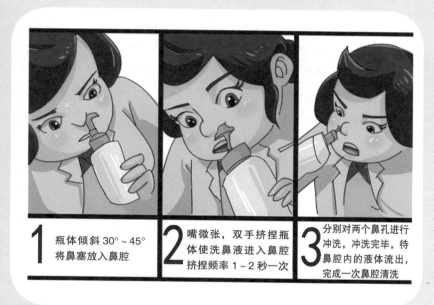

**1** 瓶体倾斜 30° ~ 45° 将鼻塞放入鼻腔

**2** 嘴微张，双手挤捏瓶体使洗鼻液进入鼻腔 挤捏频率 1 ~ 2 秒一次

**3** 分别对两个鼻孔进行冲洗，冲洗完毕，待鼻腔内的液体流出，完成一次鼻腔清洗

# 乳腺癌放疗康复训练

乳腺癌好发于女性，患者在接受放疗后，通过一些康复训练更让身体恢复的更好，更好的生活。你还可以参加一些音乐、瑜伽、爬山等兴趣小组，让生活充满自信和乐趣。

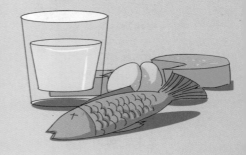

## ◎ 饮食

合理的膳食营养，可选择高热量、富含蛋白质、维生素且容易消化的食物，增加蔬菜、水果摄入，减少油腻食物的摄入，适当摄入豆类制品，避免使用保健品。

## ◎ 运动

乳腺癌的放射治疗多用于手术治疗后或局部晚期不能手术切除的患者，经过手术和（或）放疗常导致患者活动受限、疼痛、肿胀等。

● **活动受限、疼痛**

由于腋下淋巴结清扫导致腋下疼痛使手臂处于被动体位以减轻疼痛，从而导致活动受限。可通过爬墙运动、扩胸运动、患肢旋转、背部牵拉等训练。扩胸运动：取坐位或站位，上身挺直，双手前举与胸前，手心向内，扩展胸部，旋转肩关节，使手臂向前、向侧方运动，重复 5 ~ 10 次。

● **患肢旋转**

屈肘、肩关节向前向后旋转、患肢向上前或侧平举，患者于身体前方或侧方画圈等，每日重复

5~10 次。

● 肿胀

肿胀大多是由于切除淋巴结或放疗导致局部肿胀使淋巴回流受阻。可通过上下举动手臂来减轻肿胀，每日重复 5~10 次。

● 爬墙运动

取站立位，将双手放在墙面上，尽最大可能将手沿墙壁向上举，保持 10 秒后恢复，然后重复 5~10 次。

除常规的功能训练外，有规律地参加体力活动和体育锻炼亦可提高患者身体素质、降低复发风险。可根据自身情况进行步行、快走、慢跑、游泳、太极拳、健身操等。

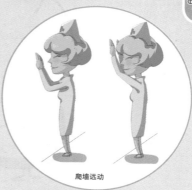

爬墙运动

希望乳腺癌患者能通过健康的膳食习惯、良好的体育锻炼、功能训练保持正常体重、健康的状态，以获得长期且高质量的生存。

## ◎ 放疗患者多久可以备孕？

由于放疗可能使胎儿受到较大剂量的照射，在做放疗前应确定女性患者是否怀孕。若该患者没有怀孕，那她接受放射治疗后多久可以备孕呢？建议患者在完成治疗后 1~2 年才备孕，并不是由于对潜在辐射效应的担心，而是考虑到肿瘤复发的风险，届时需要再次接受放疗、手术或化疗。

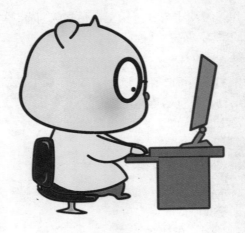

# 7

# 分子靶向
# 治疗篇

## 分子靶向治疗

所谓分子靶向治疗，就是针对肿瘤细胞内突变的基因来设计治疗药物，选择性地破坏带有基因突变的肿瘤细胞，而不会破坏周围正常细胞。

## 突变的基因

人体内存在多种基因，且每个基因都有自己的位点，发挥自己特有的功能。基因具有稳定性，它可以精确的复制自己，保持生物种的原有特性。但是在一定的条件下，比如环境因素、生活习惯等，基因可能会发生改变，就是在一个位点上，突然出现了一个新基因，代替了原有基因，这个基因就叫做突变基因。

## 基因突变与肿瘤发生

多数的基因突变会导致疾病发生，多种肿瘤的发生发展也与基因突变有关。比如肺癌的发生发展与表皮生长因子（EGFR）突变相关。正常的 EGFR 基因可以维持人体细胞正常生长，EGFR 基因突变后，会使细胞内活动发生紊乱，促使正常细胞变成癌细胞。所以，分子靶向治疗就是针对这些突变的基因设计治疗药物，将这些活跃分子打回原形，从而达到抗肿瘤的目的。

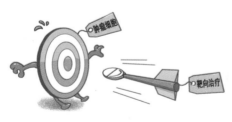

# 分子靶向治疗的基本概念

当前，肿瘤的主要手段化疗和放疗会给患者带来很多的副反应，引发身体出现不适。分子靶向治疗能专门杀死肿瘤细胞，不影响人体正常细胞，未来是一种非常有希望的治疗。

## ◎ 分子靶向治疗与化疗的区别？

**抗癌剂的地毯式轰炸**

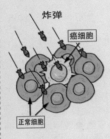

两者本质上都是用药物治疗癌症，但这两兄弟有一些差别。哥哥化疗是一种细胞毒性药物。它的作用原理是通过药物来杀死快速分裂的细胞，而癌细胞的特点之一就是细胞分裂频繁。但是我们体内还有很多其他正常细胞分裂也较快，比如头发中的毛囊细胞、胃肠道细胞、造血细胞等，化疗药物也会对这些细胞产生杀伤作用，所以化疗患者会产生脱发、恶心呕吐、贫血、免疫力降低等不良反应。这也解释了为什么患者接受一星期化疗后需要休息几星期，就是为了让身体内受损的正常细胞恢复到正常水平。

**分子标靶治疗药物的
定向导弹式攻击**

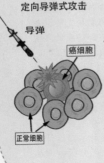

弟弟分子靶向治疗与哥哥化疗虽然一脉相承，但是有很大区别：分子靶向药因其专门针对癌细胞，不会破坏正常细胞，并且大多是口服给药，较为便利。所以分子靶向治疗具备疗效好、副作用少、给药便利等特点。但是它的缺点也很明显，因为靶向药物起作用的前提是癌细胞内存在所谓的靶点，所以说同种靶向药可能只对部分患者有用，不存在靶点的细胞则不会起效，而目前发现的靶点并不多，且对很多已知的靶点仍处于束手无策的状态。

## ◎ 分子靶向治疗适合哪些人群？

分子靶向治疗目前仍主要用于中晚期不适合手术或手术效果需要巩固的患者，因其疗效好、毒性小的特点，可显著延长患者生存期，改善生活质量。

但并不是所有中晚期患者都适合使用分子靶向药，原因是肿瘤的发病机制错综复杂，同一疾病的分子分型千变万化，各不相同。分子靶向药是针对癌细胞内特定的靶点，因此只有存在此类靶点的人群才可使用。比如肺癌治疗中最常用的分子靶向药为针对 EGFR 突变的靶向药。但并不是所有肺癌患者都具有 EGFR 突变，据统计发现，亚裔、不吸烟的中年女性患者具有较高 EGFR 突变率约（50%）。如果患者不存在 EGFR 突变，就不能使用此类药物。所以分子靶向治疗前的分子检测可帮助患者选择靶向药物，至关重要。

## ◎ 分子靶向治疗目前还存在哪些问题？

（1）治疗人群较窄。对患者具有选择性，治疗前需要先进行分子检测筛选，只有较少的人群适用。

（2）易出现耐药性。分子靶向治疗刚开始可能疗效较好，但是一旦发生耐药，癌细胞又会重新肆虐，此时需要加量药物或换用其他治疗方式。

（3）费用高。分子靶向药物大多较贵，不过这种情况正在慢慢改善，目前已经有几种靶向药物进入医保范围。

在此，重点解释一下药物耐药问题。很多患者都有深刻体会：靶向药一开始很有效，肿瘤标志物下降了、肿瘤缩小了，但是往往好景不长，突然有一天病魔又会卷土重来、凶神恶煞——这就是耐药。

发生耐药的原因有两个：肿瘤的异质性和肿瘤狡猾的进化。"龙生九子，各不相同"，肿瘤细胞也是一样的，虽然刚开始少数肿瘤细胞在不断繁殖，家族不断壮大。但是这些细胞会有不一样的地方，这就是肿瘤细胞的异质性。其中部分肿瘤细胞可能会对分子靶向药较为敏感，杀死这些细胞后，另外一些不敏感的细胞仍会继续繁殖，不断生长，过一段时间之后，就是这些不敏感细胞的天下了。

肿瘤异质性已经很复杂，没想到的是肿瘤细胞还会进化！随着时间的推移，肿瘤细胞并不是一成不变的。狡猾的肿瘤细胞在增殖分裂的过程中会想办法发生变异，这时另一个基因突变发生了，而分子靶向药只对原来突变的基因有效，原来药物也就失去了作用。

这么说来，几乎任何一种靶向药物都会产生耐药，是不是就没办法了呢？不是的！一来，科学家和医生们正在努力开发新的药物，就好像升级打怪！二来，若发生耐药，可以再重新选择其他治疗方式，比如化疗，可以继续杀死癌细胞，延长患者生存期。

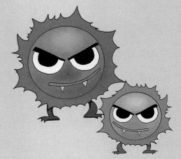

# 8

# 免疫治疗篇

## 免疫治疗

免疫治疗指的是刺激人体自身免疫防御系统或给予机体外源物来达到抗击肿瘤细胞的方法。随着现代生物技术的发展，免疫治疗日新月异，不断有基于免疫治疗的抗肿瘤新药上市，现已逐渐成为肿瘤治疗领域的一支重要组成部分。

## 免疫疗法是怎么工作的？

免疫细胞是我们身体的保护神，正常情况下能清除掉一看就不是好人的"癌细胞"。而癌症的发生，说明免疫细胞的监管作用失灵了，这叫做癌细胞的"免疫逃逸"。有些时候癌细胞是通过伪装，让免疫细胞无法识别。还有些时候是因为癌细胞很聪明，能给免疫细胞发送各种信号，来抑制免疫细胞的活性，就像坏蛋给警察送礼一样，让他们高抬贵手。

免疫疗法，就是要修复这些缺陷，帮助免疫细胞识别癌细胞，或者帮助免疫细胞消灭癌细胞。

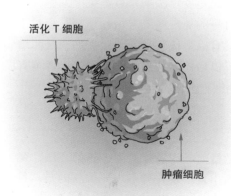

活化 T 细胞

肿瘤细胞

# 免疫治疗的基本概念

免疫治疗也是未来非常有希望的生物医学治疗方法，通过人体自身的免疫功能杀灭肿瘤细胞，能让患者避免其他治疗带来的严重副反应，而且获得极高的治疗效果。

## ◎ 免疫疗法与其他治疗有什么区别？

免疫疗法被称为肿瘤治疗的"第三次革命"，相对于传统化疗或者分子靶向治疗来说，免疫治疗有一个本质的区别：其直接针对的是免疫细胞而不是癌细胞！以往，无论是手术、化疗还是放疗，目标都是直接取出或者杀死癌细胞。像化疗或者放疗在杀死癌细胞的同时还会伤害患者的身体，大大降低人体免疫力。

癌细胞进化很快，抗药性很容易出现，导致癌症复发率较高。而免疫疗法的靶点是免疫细胞，目的是激活人体自身的免疫系统来治疗癌症。相对于传统的治疗，具有以下优势：不直接损伤，反而增强免疫系统；可以治疗多种癌症，对很多患者均有效；可以抑制癌细胞进化，复发率较低。

## ◎ 目前哪些免疫疗法值得关注？

免疫治疗是目前癌症治疗最为火热的方法，突破性的效果不断出现。现在重点需要关注的是"免疫检查点抑制剂"，包括 PD-1 抑制剂、PD-L1 抑制剂和 CTLA-4 抑制剂等。目前已经有系列的药物被批准临床应用，比如派姆单抗（pembrolizumab）、纳

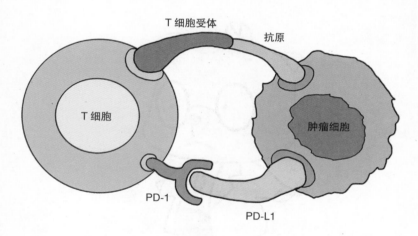

武单抗（nivolumab）等，更多的药物和治疗方法正在如火如荼地进展中。这些抑制剂对部分肿瘤，比如肺癌、肾癌、黑色素瘤、淋巴瘤等，具有不错的疗效。

总之，免疫疗法已经显示出极大的威力，在肿瘤治疗中具有广阔的发展前景，是今后肿瘤治疗的重要方向。目前中国也在加速肿瘤免疫治疗的研发和应用，相信会给肿瘤患者带来更多希望。

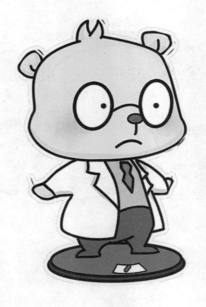

# 9
# 康复管理篇

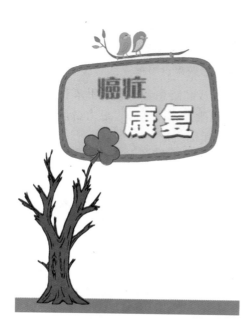

### 什么是肿瘤康复？

目前，尚无公认的肿瘤康复概念。根据康复定义，肿瘤康复被认为是综合运用各种康复技术以改善肿瘤患者的功能异常、躯体残疾以及心理障碍等，促使其身心及社会生活得到最大限度恢复。

### 肿瘤康复的意义

随着社会发展，肿瘤患者的生存期正逐渐延长，对其治疗不单单追求瘤体缩小，患者生存质量的提高成为肿瘤治疗的新目标。肿瘤患者的身体、心理及社会适应能力综合康复在肿瘤治疗中越来越受到人们重视。

### 肿瘤康复的内容

肿瘤康复涉及恢复病后身体机能、预防肿瘤复发转移、晚期患者的姑息治疗、缓解治疗不良反应及并发症、减轻各种不适症状等，主要内容包括：中药康复、心理康复、饮食康复、五行音乐疗法康复、运动康复、养生康复和营养康复。

# 中药康复

中药治疗肿瘤历史悠久，中药康复是在中医辨证论治理论指导下，通过望、闻、问、切的诊疗方法，将中药运用于肿瘤患者的不同阶段，以达到与西医治疗结合、取长补短、延长患者生存时间和改善患者生活质量的作用。

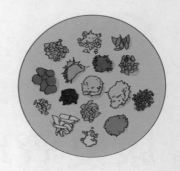

## ◎ 肿瘤患者哪些情况适合中药康复？

中药康复适用于肿瘤治疗的各阶段，包括：

（1）手术期间，运用中药以减轻手术相关不良反应和并发症；

（2）放化疗期间，配合中药治疗可减轻放化疗的毒副作用，同时增强放化疗的效果；

（3）肿瘤康复期配合中药可以巩固疗效，稳定病情，提高远期治疗效果；

（4）肿瘤晚期或高龄患者，不能手术和放化疗时，中药治疗可以改善患者疼痛、乏力、食欲不佳等症状，提高患者生活质量。

## ◎ 中药如何对肿瘤发挥作用？

中药治疗肿瘤主要分为两类：一类是直接杀灭肿瘤细胞的药物，比如白花蛇舌草、半枝莲、蟾酥等；另一类是通过调节人体免疫间接达到抑制肿瘤的目的。比如黄芪、白术、茯苓、党参等。在临床运用中，需要专科医师进行辨证处方用药。

## ◉ 中药治疗肿瘤误区

### 误区一：肿瘤患者的中药需要强调"以毒攻毒"吗？

中医治疗肿瘤方法很多，"以毒攻毒"并非最好的治疗手段，也不是人人适用，"以毒攻毒"中药只适合在肿瘤发生的特殊阶段使用。术后、放化疗后患者、体质虚弱患者常常正气虚弱，应避免使用"以毒攻毒"的治疗方法。不合理使用"以毒攻毒"疗法不仅对病情没有帮助，反而带来极大的副作用，加速病情进展。

"以毒攻毒"中药有一定的消灭癌细胞的作用，但是其抗肿瘤作用有限，需要正确认识，不能奢望其能杀死所有癌细胞。需要严格掌握用药剂量和用药时间，同时需要监测肝肾功能，避免出现严重副作用。

### 误区二：肿瘤患者的中药处方讲究大、全、猛吗？

中药有效成分达到治疗量时即可生效，并不是剂量越大越好。药物种类越多，反而可能影响中药疗效。同时随着剂量增多，有的毒副作用反而增加，有的治疗作用发生改变。如槟榔 3～9g 时作用是行气消胀，增加到 30～60g 主要为驱虫作用。细辛的用量超过 3g 时，需要关注其对肾功能影响。而且药味过多，需要更多水量才能使药物有效成分充分煎出，但是增加的药量常常不能被患者吸收，对药材是一种浪费。

### 误区三：肿瘤患者需要进补是否以贵药为好？

中医进补的原则是"虚则补之"，阿胶、人参、鹿茸被称为"滋补三大宝"，这些名贵中药，并非越贵越好。长时间过量服用，也会产生毒副作用。比如阴虚火旺体质患者服用鹿茸不仅没有帮助反而是火上浇油，容易引起牙龈出血等；脾肾阳虚患者服用当归、阿胶，会引起腹胀、腹泻等症状，阿胶滋补作用强，容易阻碍脾胃功能，引起食欲降低、腹胀等消化功能障碍症状。因此任何药物都要在医师指导下使用，根据患者不同体质情况，对症下药。

# 心理康复

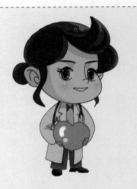

心理康复是应用心理学方法，帮助患者改善情绪和认知功能障碍，矫正异常行为，促使其最大限度地获得躯体、社会、职业能力。

## ◎ 肿瘤患者为什么要进行心理康复？

肿瘤患者经常出现食欲差、恶心、呕吐、疼痛、失眠、抑郁、焦虑等问题。在接受手术、放疗、化疗、靶向、中医中药等常规治疗后，肿瘤患者大多存有怕复发转移的心理隐患，需要进行心理干预。

## ◎ 肿瘤患者常见的心理障碍有哪些？

肿瘤患者常见的心理障碍有：

恐惧心理：癌症初步诊断及病情恶化阶段容易出现，表现为内心惶恐不安、害怕死亡或痛苦。

悲观心理：在确诊恶性肿瘤或治疗过程中出现复发、转移的患者较多见，表现为情绪低落，对疾病的治疗及未来生活失去信心，甚至自暴自弃，拒绝配合治疗。

抑郁心理：肿瘤患者较常见的一种心理表现，表现为情绪低落、很少活动或不活动、沉默不语等。

敏感心理：女性癌症患者或是具有一定知识文化程度的患者中多见此类心理。表现为看到医生护士的交谈、家中亲友街坊邻居的窃窃私语，都会认为是在背后谈论自己病情。

焦虑心理：确诊之前的怀疑诊断、确诊之后的病情变化，都可导致焦虑状态，甚至患者可以出现心慌、手抖、头晕、冷汗或其他自主神经失调症状。

否认心理：这类心理多见于既往身体健康、事业处于上升状态患者，表现为不愿意承认医院的癌症诊断，否认已有的现实，拒绝接受相应的治疗。

悔恨心理：表现为爱回顾自己以往的工作、学习经历及生活习惯，责怪自己不应当饮食不节、缺乏锻炼、忙于工作而忽视休息、长期精神压力大、没有足够时间陪伴家人等。

## ◎ 肿瘤患者心理康复包括哪些内容？

肿瘤患者的心理康复包括：

● 支持疏导疗法。耐心倾听肿瘤患者诉说不适症状，可以安慰疏导、分析启发、支持鼓励、说服劝告等，使患者从疾病的痛苦、悲观、焦虑中解脱出来，摆脱不良心理因素的影响，促进肿瘤的康复。

● 合理情绪疗法。详细了解患者情绪反应中不正常部分，并分析其发生的原因，对患者进行详细的说明，让患者充分认识存在的不良情绪与产生的原因，改变对事物事件的看法，从而促进心理及生理的康复。

● 集体共情疗法。由一位心理医生或肿瘤专科医生主持，肿瘤患者聚在一起，进行群体对象的心理治疗。根据患者存在的突出问题确定中心内容，由医生制定康复策略，鼓励患者之间互相讨论、交流信息，重视抗癌英雄的模范作用，减少患者的孤独失落感及无助感，增进彼此同呼吸共命运战胜病魔的勇气和信心。

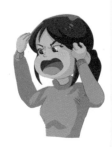

# 饮食康复

饮食康复，是指通过某些"药食同源"的食物，根据食物的寒热温凉属性，调和全身脏腑阴阳偏颇，以使全身气血充足通畅，阴阳平衡，达到疾病康复保健的目的。

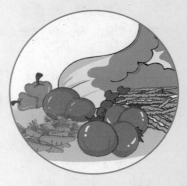

## ◎ 患癌后如何吃？

提倡"四不、四少、四多"原则，即不吃霉变的、焦煳的食物；不吃污染有毒化学物质的食物；不偏食；不吃过烫、过硬、过粗的食物；少吃动物脂肪；少吃腌腊制品；少吃熏烤油炸食物；少吃辛辣调味品；多吃新鲜蔬菜水果；多吃富含纤维素的食物；多吃食用菌类；多吃薯类和豆制品。

## ◎ 常见的抗癌食物有哪些？

目前营养学界和医学界公认的抗癌食物有：

### ● 全谷类食物

全谷类是指粗加工、少加工的含膳食纤维较多、全部可食用的谷物，包括：小麦、燕麦、高粱、荞麦、大麦、糙米、玉米等，多种研究已经表明，全谷物具有积极明确的抗癌功效。

### ● 非淀粉性蔬菜

研究表明，非淀粉类蔬菜具有抗癌作用，其主要的抗癌成分主要是不同种类的植物性食物成分，如膳食纤维、叶酸、叶绿素、类黄酮、胡萝卜素、硒、香豆素、植物雌激素等。常见的抗癌防癌蔬菜：白萝卜、胡萝卜、百合、茄子、苦瓜、荸荠、西兰花、芦笋、西红柿等。

● 葱属蔬菜

葱属蔬菜如青葱、洋葱、大蒜等含有抑制肠癌、胃癌、肺癌和肝癌的化学物质——硫化合物，能对癌细胞产生毒性效应，阻碍癌细胞的生长。

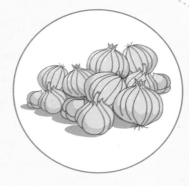

● 水果

新鲜水果中含有丰富的维生素 C、胡萝卜素、维生素 $B_2$、超氧化物歧化酶和叶酸等，同时富含膳食纤维，包括纤维素、半纤维素和果胶等。具有抗氧化、降低血脂和胆固醇、增强免疫、清除自由基等多种作用，在预防结直肠癌、胃癌、食管癌、乳腺癌、前列腺癌等方面，具有积极作用。常见的抗癌水果：猕猴桃、西红柿、菠萝、葡萄、樱桃、苹果、柑橘、蓝莓、梨等。

● 豆类食物

豆类食物包括大豆、赤豆、豌豆、黑豆、蚕豆等，具有丰富的植物蛋白、脂肪和 B 族维生素，具有稳定血糖、减少肥胖、减轻便秘、防癌、抗癌的作用。

● 其他抗癌食品

其他常见的抗癌食物还有杏仁、花生、菌菇类（如香菇、草菇、蘑菇、猴头菌、黑木耳、银灵芝等）、海藻类（如紫菜、海白菜、海带等），味道鲜美，含有丰富的蛋白质、碳水化合物及微量元素，可以增强机体免疫功能，起到防癌、抗癌作用。

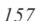

## ◎ 不同治疗阶段肿瘤患者的饮食调养

不同治疗阶段，肿瘤患者的饮食调养不同。

### ● 手术后的饮食调养

肿瘤患者术后多表现为脾胃虚弱、气血亏虚，表现为神疲乏力、食欲缺乏，术后饮食调养的重点即为尽快恢复脾胃功能，在此基础上补养气血、恢复体质，饮食以汤、粥等营养丰富易吸收的食物为主，同时少盐少油，避免辛辣刺激食物，避免盲目壅补，避免使用难消化食物如牛羊肉等。术后为促进伤口组织尽快恢复，饮食中可适当加用有促进组织修复的药物或食物，如鸽子肉、太子参等。

常见食谱如下：

**山药羹**

材料：鲜山药、粳米、枸杞、芝麻

制法：鲜山药去皮后用料理棒打成糊状。粳米加水、芝麻、枸杞共煮，待粳米煮烂后加入山药糊继续煮至烂熟。

功效：山药具有健脾胃、益肺止咳之功，粳米可以补脾养胃；枸杞补益肝肾，养血。此款山药羹口干润滑，适合肿瘤术后患者服用。对术后便秘的患者，还可于粥中加入绿叶蔬菜，如菠菜或芹菜以助排便。

### ● 化疗期间的饮食调养

肿瘤患者化疗期间常见的副反应为恶心、呕吐等消化道反应，由化疗药物损伤胃肠道引起。同时，化疗药物引起骨髓抑制，出现乏力、精神不振、头晕等气血不足等表现，此时患者脾胃功能尚未恢复，若此时骤然施补，会导致胃肠道负担加重，加重消化道反应。因此，化疗期间的饮食调养也应以清淡易消化食物为主，少时多餐，不勉强进食。在此基础上辅以健脾养胃的食品，如山药、生姜、苏梗等，食欲不振明显时，可适量食用山楂、陈皮等健脾开胃的食品。化疗后出现白细胞下降、贫血等症状时，可适当食用大枣、花生衣、瘦肉等食物以补养气血。

● 放疗期间的饮食调养

中医认为放疗属于火毒，肿瘤患者放疗后常常因阴液受损，出现津液不足、气阴两伤的表现，如口干舌燥、咳嗽少痰、皮肤干燥、舌红少苔等。此期患者的饮食调养，应以滋阴生津、清热解毒的食物为主，如梨汁、百合、木耳、鲜芦根、石斛、绿茶、山竹等，也可以选用甘凉水果榨汁饮用，如甘蔗汁、荸荠汁、梨汁、黄瓜汁、西红柿汁等。

*沙参麦冬粥*

沙参、麦冬各20g，粳米50g，冰糖适量。将沙参、麦冬水煎后倒药渣取汁，用药汁将粳米煮成粥，冰糖调服。沙参、麦冬可益气养阴、生津益胃，用于放疗后患者皮肤干燥、口干舌燥、干咳少痰等症，具有良好的效果。

## ◎ 肿瘤患者常见的饮食误区

### 误区一：肿瘤患者要不要忌口？

癌症患者应该忌酒、忌食霉变食物，忌喝不洁之水，尽量少吃熏烤、腌渍的食物。食管癌患者忌食过热、过烫食物；肝癌患者应忌食生硬、油炸、烤制等刺激性食品；乳腺癌患者少吃动物脂肪；肺癌患者忌烟酒及辛辣刺激性食物；胆囊癌患者应避免暴饮暴食，忌食高脂肪、高胆固醇、油炸食品。

### 误区二：肿瘤患者能吃发物吗？

目前尚没有"发物"与肿瘤复发转移之间有何联系的研究，因此，肿瘤患者的饮食禁忌应根据患者体质、不同治疗阶段进行适当的选择而不是盲目禁食所谓"发物"。

# 五行音乐疗法康复

中医五行音乐疗法是指在中医五行理论指导下，根据五行的生克制化规律来确定治则，应用音乐作用于人体五脏系统，对人体气机和脏腑功能的影响而达到促进患者心理、生理状态的康复或治愈目的的治疗方法。

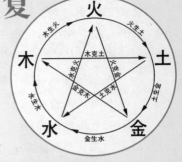

## ◉ 五行音乐疗法在肿瘤患者康复治疗中的作用是什么？

五行音乐分别对应人体五脏系统、角调式音乐顺应肝（木）气的展放，徵调式音乐顺应心（火）气的上升，宫调式音乐顺应脾（土）气的平稳，商调式音乐顺应肺（金）气的内收，羽调式音乐顺应肾（水）气的下降特性。通过对人体脏腑气机的影响而达到康复或治疗的目的。

### ● 角调式音乐

角调式音乐以角音为主音，为春音，属木，入肝，主生，五志中属怒，具有"木"之展放的特性。角调式音乐有调神、振奋情绪的作用，对中医"肝"系统的作用比较明显，可调和肝胆的疏泄，能促进体内气机的升发和展放，具有疏肝解郁的作用。

### ● 徵调式音乐

徵调式音乐以徵音为主音，为夏音，属火，入心，主长，五志中属喜，具有"火"性上炎之特性。徵调式音乐有振作精神、集中注意力的作用，用于情绪悲观的时候和情绪悲观的人。对中医"心"系统的作用比较明显，可强化心脏的机能，能促进全

160

身气机上炎，具有养阳助心的作用。

● 宫调式音乐

宫调式音乐以宫音为主音，为长夏音，属土，入脾，主化，五志中属思，具有"土"之敦厚平稳的特性。宫调式音乐可达到调神、稳定心理的良好作用，能促进全身气机的稳定，调节脾胃之气的升降，对中医脾胃系统的作用比较明显，具有养脾健胃的作用。

● 商调式音乐

商调式音乐以商音为主音，属金，入肺，主收，五志中属悲，具有"金"之特性。商调式音乐有宁心静脑的作用，对中医"肺"系统的作用比较明显。能促进全身气机的内收，调节肺气的宣降，具有养阴保肺之功效。

● 羽调式音乐

羽调式音乐以羽音为主音，属水，入肾，主藏，五志中属恐，具有"水"之特性。羽调式音乐可达到镇定安神助眠的良好作用。对中医"肾"系统的作用比较明显，能促进全身气机的潜降，具有保肾藏精的作用。

## ◎ 五行音乐疗法的具体内容是什么？

《黄帝内经》将五音引入到医学领域，并按照五行的分类方法分别归类，将五音与五方、五脏、五志、五声等分别一一对应，力求准确地符合五脏的生理节律和特性。

| 五行 | 木 | 火 | 土 | 金 | 水 |
|------|-----|-----|------|------|------|
| 五音 | 角 | 徵 | 宫 | 商 | 羽 |
| 五脏 | 肝 | 心 | 脾 | 肺 | 肾 |
| 五志 | 怒 | 喜 | 思 | 悲 | 恐 |
| 五方 | 东 | 南 | 中 | 西 | 北 |
| 五季 | 春 | 夏 | 长夏 | 秋 | 冬 |
| 五声 | 呼 | 笑 | 歌 | 哭 | 呻 |

● **角调式音乐代表曲目**

《胡笳十八拍》《姑苏行》《鹧鸪飞》《春风得意》《春之声圆舞曲》《蓝色多瑙河》《江南丝竹乐》《江南好》《欢乐颂》《假日海滩》《女人花》《草木青青》《绿叶迎风》《阳关三叠》等。

● **徵调式音乐代表曲目**

《紫竹调》《喜洋洋》《步步高》《喜相逢》《金色狂舞曲》《解放军进行曲》《卡门序曲》《月夜》《夜曲》《摇篮曲》等。

● **宫调式音乐代表曲目**

《十面埋伏》《月儿高》《春江花月夜》《平湖秋月》《塞上曲》《月光奏鸣曲》《满江红》《小白杨》《新紫竹调》《平沙落雁》等。

● **商调式音乐代表曲目**

《阳春白雪》《将军令》《黄河》《潇湘水云》《金蛇狂舞》《十五的月亮》《第三交响曲》《嘎达梅林》《悲怆》《春节序曲》等。

● **羽调式音乐代表曲**

《梅花三弄》《船歌》《梁祝》《二泉映月》《汉宫秋月》《平沙落雁》《月光奏鸣曲》《绣红旗》《红梅赞》《苏武牧羊》等。

## ◎ 肿瘤患者如何应用五行音乐疗法？

临床上，根据患者的生理和心理状态，对人的体质和病理状态进行分类，按五行理论分为木型人、火型人、土型人、金型人和水型人，并根据五行生克的关系，选取适当的乐曲进行治疗。

### ● 木型人

木型人是指患者在生理上以出"肝"系统的症状为主要矛盾，心理上出现烦躁、愤怒等属"木"的情绪的一类患者。

同质相应选曲：当患者病变局限在肝，出现肝气郁结、心情郁闷、精神不快、烦躁易怒、焦躁不安等症状时，根据"角动肝"的原则，可选用角调式乐曲以鼓动肝气，舒肝理气。

五行相生选曲：临床上肿瘤患者可伴随慢性失血，或化源不足，出现肝血亏虚证，出现头晕耳鸣、面色无华、视物模糊等一系列症状，同时往往伴随有胆怯易惊等症状，可根据"水生木"的原则，选择羽调式乐曲以滋水生木。

五行相胜选曲：当患者肝气过旺，可侵犯他脏，或横逆犯胃乘脾，出现食欲不振、嗳气泛酸、腹痛下利等症状；或木火刑金，出现胸闷咳嗽、胸胁疼痛、心烦口苦、咳血等症状时，可根据"金克木"原则，选择商调式乐曲以佐金平木。

### ● 火型人

火型人是指患者在生理上以出"心"系统的病变为主要矛盾，心理上出现浮躁、暴躁等属"火"的情绪的一类患者。

同质相应选曲：临床上常见肿瘤患者出现时而情绪浮躁，但又容易意志消沉，失去信心，可根据"徵动心"的原则，选用徵调式乐曲以公鼓动心气，振作精神。

五行相生选曲：临床上常见肿瘤患者病久气血耗伤，

出现气短、心悸、乏力、头晕、悲伤欲哭等症，可根据"木生火"的原则，选取角调式乐曲以生发之气鼓动心气。

五行相克选曲：临床上，出现心火上炎或痰火扰心等症时，可见心烦失眠、口舌生疮、胸闷烦躁、狂躁妄动等症状，可根据"水克火"的原则，选取属"水"的羽调式乐曲以收敛心气，清热宁心。

● 土型人

土型人是指患者在生理上以出"脾"系统的症状为主要矛盾，心理上出现压抑、抑郁等属"土"的情绪的一类患者。

同质相应选曲：肿瘤患者或由于情绪的压力，或由于放化疗的副作用，往往会出现消化功能不良反应，纳差、恶心、呕吐。情绪上往往会出现思虑过度、郁郁寡欢等变化。根据"宫动脾"的原则，可用宫调式乐曲。

五行相生选曲：临床上常见肿瘤患者病久损耗，火不暖土，可见不思饮食、精神不振、肢体倦怠、大便溏薄、面色萎黄或㿠白等症。根据"火生土"的原则，可选取徵调式乐曲以鼓动心气，助火生土。

五行相克选曲：脾胃为后天之本，居于中州，易受邪气侵袭，出现脾胃功能失常，见食欲不振、嗳气泛酸、腹痛下利等症。根据"木克土"的原则，可选用角调式乐曲以疏木扶土，恢复脾胃功能。

● 金型人

金型人是指患者在生理上以出"肺"系统的病变为主要矛盾，心理上出现悲伤、忧愁等属"金"的情绪的一类患者。

同质相应选曲：金型人往往会有悲观厌世、忧愁欲哭等消极情绪，根据"商动肺"的原则，可选用商调式乐曲以发泄心头郁闷，摆脱悲痛。

五行相生选曲：久病耗伤，肺气亏虚者，多由于后天脾胃化源不足导致，根据"土生金"的原则，可选用宫调式乐曲以培土生金，鼓舞肺气。

五行相克选曲：用徵调式乐曲：痰浊、水饮留于肺脏，可出现咳嗽、咳痰、胸痛、心悸、不能平卧等症状，根据"火克金"的原则，可选用徵调式乐曲以鼓动心气，扫除阴霾。

● 水型人

水型人是指患者在生理上以出"肾"系统的病变为主要矛盾，心理上出现沮丧、绝望等属"水"的情绪的一类患者。

同质相应选曲：沮丧的情绪在五行中属水，肿瘤患者往往由于疾病的挫折及精神创伤，对生活失去信心，产生沮丧、绝望的情绪，根据"羽动肾"的原则，可选用羽调式乐曲以释放内心的苦痛。

五行相生选曲：肿瘤患者久病及肾，肺肾两虚，可出现腰膝酸软、气短、气喘、动则喘甚而汗出、呼多吸少等症状。根据"金生水"的原则，可选择商调式乐曲益气补肾，促进全身气机的内收。

五行相克选曲：肾主水，临床上肿瘤患者因为久病及肾，肾气亏虚，不能制水，水气泛溢，可见浮肿、小便不利、腰膝酸软等症，根据"土克水"的原则，可选用宫调式乐曲以培土制水。

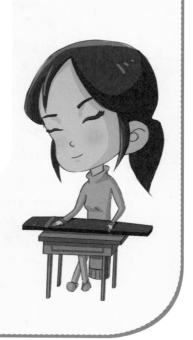

# 运动康复

中医运动养生植根于五千年的华夏文明，运动康复是指在中医临床指导下，根据患者病情特点，运用我国传统的运动形式如五禽戏、太极拳、八段锦、易筋经等以帮助患者康复、治疗疾病的方法。它起源于我国古代的导引，是勤劳的中国人民在漫长的生活和劳动实践上，世代传承的保健理论与方法。

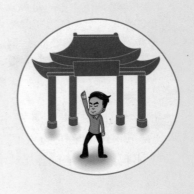

## ◎ 适合肿瘤患者进行的运动康复有哪些？

适合肿瘤患者的运动康复主要有：

### ● 五禽戏

五禽戏是中国传统导引养生的一个重要功法，是模仿五种动物的动作及神态编创出来的一套仿生功法。五禽是指虎、鹿、熊、猿、鸟；戏为嬉戏、表演之意。因此习练五禽戏时，不仅外形动作要效仿虎的威武、鹿的安闲、熊的稳健、猿的机敏、鸟的轻捷，而且要内蕴"五禽"神韵，做到形神合一，以达到疏展筋骨、调畅气血、强身健体、延年益寿的目的。

### ● 八段锦

八段锦起源于北宋，至今已有八百多年的历史。八段锦是指由八段连续动作组成的强身健体和养生延年的一种功法。通过肢体躯干合理的屈伸俯仰，使全身筋脉得以伸拉舒展，起到调和脏腑、行气活血、通经活络、增智强体的作用。实践表明，坚持有序、渐进地习练可以改善机体的新陈代谢，提高抵抗能力、增进食欲、改善消化功能，有利于各种慢性疾病的康复。

● 太极拳

太极拳是一种顺应自然的康复医疗方法，是中国传统的运动疗法之一。太极拳是根据太极阴阳之理，结合中医经络学说和道家导引吐纳之术编创出来的一套符合"天人合一"之道的拳术。太极拳非常强调"气"的升、降、出、入的调摄、运用，以此达到调理脏腑、疏通经络、和畅气血的综合作用，可以增强机体抗御病邪和自我修复的能力。对于肿瘤患者来说，适当锻炼，有助于提高生存质量而延年益寿。

## ◎ 肿瘤患者的运动康复需要注意什么？

● 做好运动前的准备工作

* 运动时宜穿宽大舒展的运动服装，不空腹不饱食，排出二便。

* 做好热身运动，如慢跑、压腿、弯腰等小幅度动作，使各关节、肌肉处于兴奋状态。

● 凝神静气、形神合一、呼吸自然

* 心理活动逐步趋于简单，排除杂念，放松心情。

* 调匀呼吸，呼吸不快不慢，自然均匀。

● 加强运动后防护

* 注意保暖，活动后忌汗出当风。

* 活动量较大或出汗较多时，切忌暴饮暴食。

● 劳逸结合，充足睡眠

* 运动和休息要合理安排，不能超限度的运动，要根据自身情况选择合适的运动项目。

* 充足睡眠有助于解除疲劳，振奋精神。

* 另外，运动讲究的是持之以恒。每周的运动次数至少维持 3～5 次，每次 20～30 分钟。

# 养生康复

养生康复是指合理的运用扶养正气、调畅情志、锻炼形体等保健方法，通过长期的锻炼，达到保养身体、预防疾病的目的，从而提高生活水平，改善生活质量的方法。

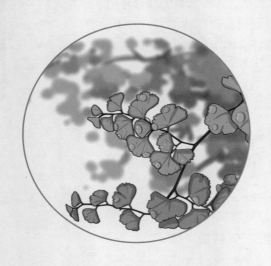

## ◎ 肿瘤患者如何养生？

春季阳气生发，万物复苏，一片生机盎然之态，所以，应该做到晚睡早起、活动身体、锻炼形体、保持精神上的条达舒畅，如果不这样做，会损伤及肝。春季应当做好双脚及腿部的保暖，即"春捂"，并可做一些

春

力所能及的体育运动，如散步、春游、打太极等。

夏季养生重在护心，对于癌症患者而言要注重心神的调养，要胸怀宽阔，精神饱满，以利于气机的通泄，防止心火内生。民间有"夏练三伏"的说法，坚持夏季锻炼能增强心肺功能、消化功能，提高机体的抗病能力，对肿瘤具有一定的预防和康复作用。

秋季养生需养阴护肺，应重视耐寒锻炼，运动锻炼微汗即止，不宜过于剧烈，防阴气外泄，以慢跑、爬山、球类运动、散步为佳。

冬季养生重点在护肾，精神调摄重在安定心志。冬练三九，也就是锻炼体魄，从而增强抗寒防病的能力。可选择慢跑、打羽毛球、步行等运动。需注意的是，冬季的运动不宜起得过早，最好选择在日出时，宜选择运动量较大的项目，但不要出汗太多，注意保暖。

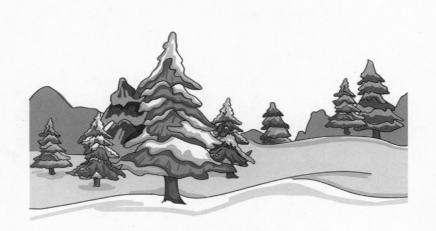

# 营养康复

营养康复即利用一系列营养干预手段，调节
肿瘤患者营养代谢、控制肿瘤进展，以期改
善疾病预后的过程，一般可分为3个阶段：
前期（营养状况筛查及评估）—中期（个体
化营养管理）—后期（疗效评价及随访）。

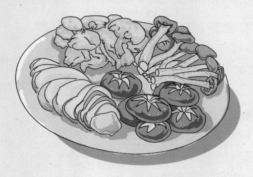

## ◎ 肿瘤患者如何进行营养康复？

首先，根据营养量表的评分，对肿瘤患者的营
养状况进行筛选与评估，一般可分为无营养不良者、
可疑营养不良者、中度营养不良者及重度营养不良
者4种类型。

其次，由具备肿瘤营养专业知识的营养师或临
床医师对肿瘤患者进行科学化、个体化的营养管理
（如营养教育、营养治疗等）。值得注意的是，符合
无营养不良标准的患者，虽不需要特殊的营养治疗，
也应咨询专业人士保证患者正常营养供给，以助于
提高抗肿瘤疗效。

最后，在每一个抗肿瘤疗程治疗结束后，无论
患者有无营养不良，我们都应当对其营养状况进行
新的筛查与评估。

## ◎ 肿瘤患者营养治疗的误区有哪些?

**误区一:** 营养支持促进肿瘤生长吗?

近年来研究证明,使用营养物质非但不会促进肿瘤细胞的生长,反而能增强体制,抑制肿瘤细胞生长。

**误区二:** 营养支持治疗在肿瘤患者处于恶液质时进行吗?

目前,临床上许多肿瘤患者的营养支持较晚,在患者处于恶液质或终末期或所有抗肿瘤治疗手段不能继续时,才考虑使用营养支持,此时营养支持效果往往难以令人满意。所以,营养支持应早期使用,才能发挥其最大效果。

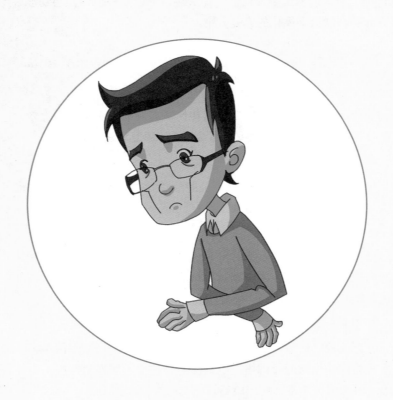

# 认识肿瘤的康复管理

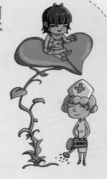

肿瘤康复管理，指运用现代康复手段，最大限度地帮助肿瘤患者达到身体、社会、心理、职业等功能的恢复。通俗一点，即我们不再是仅仅关注如何使患者活下来，而是力求如何让患者活得更好、更高质量。

## ◎ 如何为肿瘤患者制订康复方案？

我们主要根据每一个癌症患者的康复目标进行针对性方案制订，例如，从患者确诊后所需心理支持、治疗后最佳身体功能恢复目标、职业能力重塑、癌症治疗最终目标以及理想的社会功能等方面综合制订个体化的康复方案。

## ◎ 如何为肿瘤患者康复治疗进行科学的随访与监测？

规律的、科学的随访与监测直接影响着肿瘤患者康复治疗效果的好坏，因此，我们向大家介绍几种关于康复随访的模式：

● 患者模式

患者在手术、放疗、化疗等抗肿瘤治疗后，定期门诊随诊，在医生指导下进行康复评估及指导。

● 医院模式

由医院组织对一类疾病如肺癌、结直肠癌、乳腺癌等制定相关肿瘤康复随访范围，主要通过电话联系、预约门诊等方式，监测患者康复情况并作出相应康复指导。

● 社区一医院模式

就近的社区医生，对肿瘤患者康复情况进行随访，以医学报告形式将随访结果通过网络、电话等途径传至上级专科医院，由肿瘤专科医院医生进行相应康复评估及指导。